JN157728

脳卒中をやっつけろ！

兵庫医科大学
脳神経外科学講座　主任教授
吉村紳一

三輪書店

カバー装幀―zoomic 森 美佳
マンガ―すぎやまえみこ

はじめに

皆さん、こんにちは！　兵庫医科大学の吉村紳一です。私は脳神経外科を専門としていて、仲間たちとともに日夜、脳の病気と闘っています。脳の病気にはいろいろな種類がありますが、救急車で運ばれてくる患者さんのうち、最も多いものの一つが「脳卒中」です。

この「脳卒中」という言葉は、テレビや新聞などでよく目にしますが、医学的には、脳の血管が詰まる「脳梗塞」、そして血管から出血する「くも膜下出血」と「脳出血」の3つを指します。

ところで、脳卒中の患者さんはどのぐらいいるのでしょうか？　現在、日本には脳卒中の患者さんが120万人近くいるといわれており、「寝たきり」の原因の第一位と報告されています。寝たきり……とても怖い言葉ですよね。もしそうなったら、ご自身もつらいと思いますが、家族にまで大きな負担をかけてしまいます。誰でも「最期まで自分のことは自分でしたい」と思うはずですし、私自身も自分が寝たきりになることを想像したくありません。

では一体どうしたらいいのでしょうか？　多くの方が「脳卒中になるのは避けようがない」と思っておられることと思います。しかし実は、脳卒中のほとんどは予防が可能なのです！　その秘訣が「脳卒中をやっつけろ五か条」です。私自身が考案したもので、とてもシンプルではありますが、これさえきっちりと守れば、かなりの確率で脳卒中を予防できると考えています。

まず、脳卒中になりやすい因子を知って、それを避けることで発症率を下げることが可能です。さらには、ＭＲＩ検査などで脳卒中の原因を早期に見つけ出し、薬や手術など、さまざまな方法で予防することが可能なのです。日本は医療先進国ですから、皆さんはこういった恩恵を手軽に受けられる環境にあります。ただし、そのためにはある程度の知識と実行力が必要です。

本書は私が10年ほど前から書いてきた医療ブログである「脳卒中をやっつけろ！」を五か条の内容に沿って再編集したもので、脳卒中に関する情報を、私自身の言葉で、できるだけわかりやすく説明しました。

ぜひ本書を読んで、あなた自身とご家族を守ってください。一緒に頑張りましょう！

脳卒中をやっつけろ五か条

その一　敵を知り
～脳卒中について学ぼう！

その二　己を知れ
～検査を受け、自分の状態を知ろう！

その三　危うきを避け
～危険因子を避けよう！

その四　薬を煎じ
～薬物治療を受けよう！

その五　術を使え
～手術を検討しよう！

目次

コラム

マンガの主な登場人物　三輪家の人々

A子さん

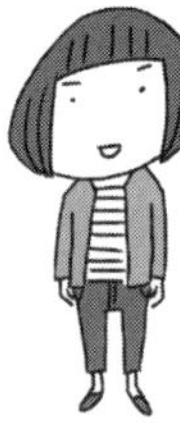

三輪家の一人娘．今は結婚し，実家を出ている．世話好きな一児の母．

お父さん

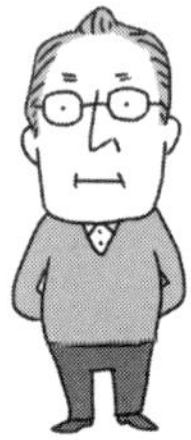

一般企業の営業部長．忙しさにかまけて，最近不摂生気味．ポッコリお腹を気にしている．62歳．

お母さん

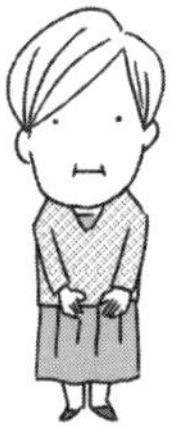

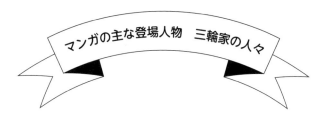

三輪家を支えるしっかり者．お父さんの健康が最近の心配のタネ．

脳卒中をやっつけろ　五か条

その一　敵を知り

〜脳卒中について学ぼう！

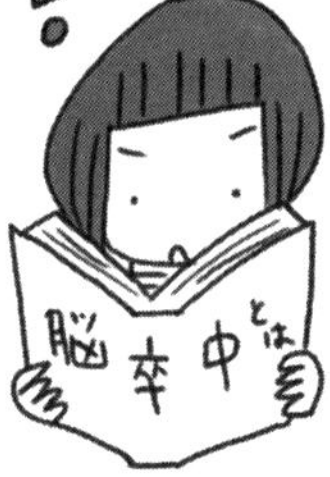

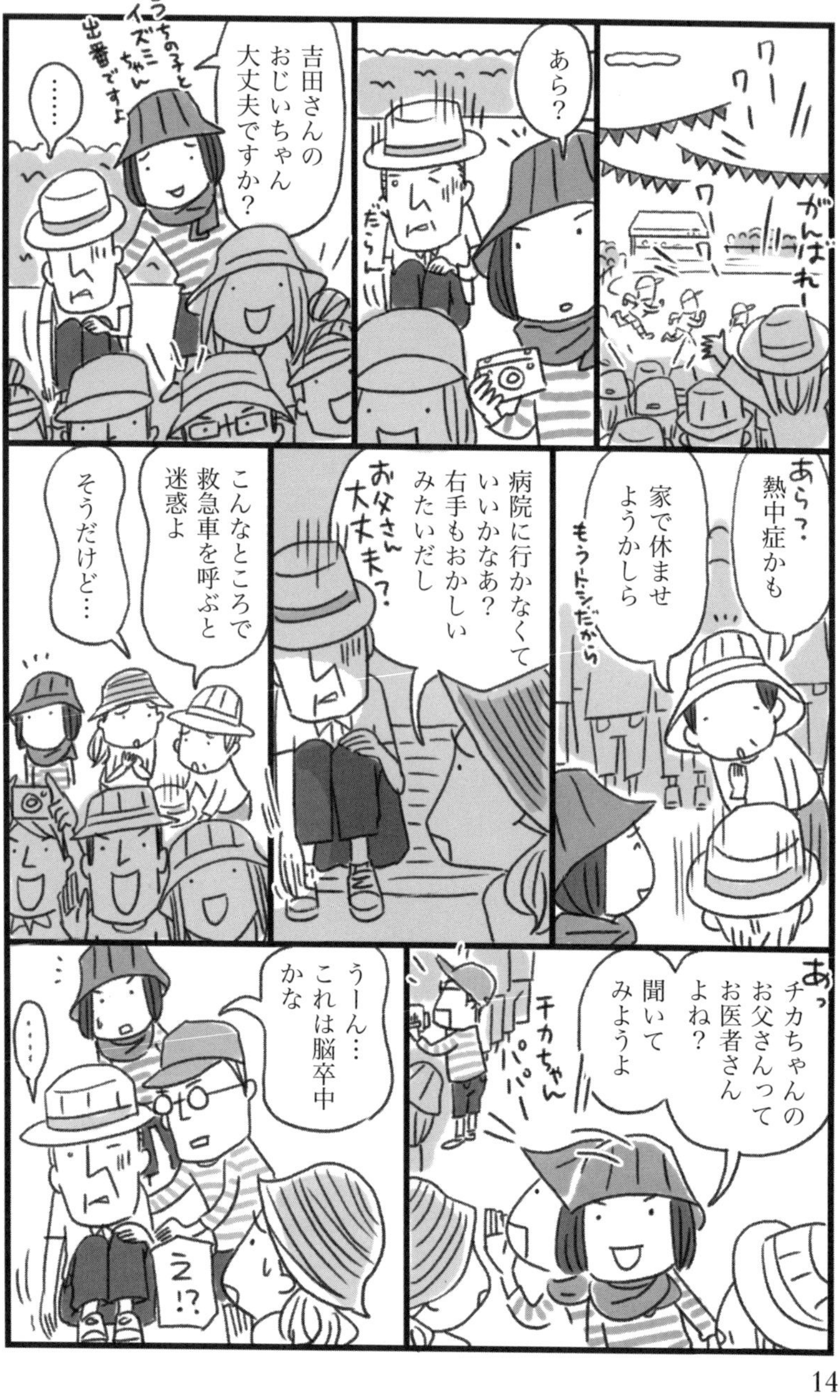
ワー
ワー
ワー
がんばれー
あら？
だらん
吉田さんのおじいちゃん大丈夫ですか？
うちの子とイズミちゃん出番ですよ
……
あらっ 熱中症かも
家で休ませようかしら
もうトシだから
病院に行かなくていいかなあ？右手もおかしいみたいだし
お父さん大丈夫？
こんなところで救急車を呼ぶと迷惑よ
そうだけど…
あっ チカちゃんのお父さんってお医者さんよね？聞いてみようよ
チカちゃんパパー
うーん…これは脳卒中かな
え!?
……

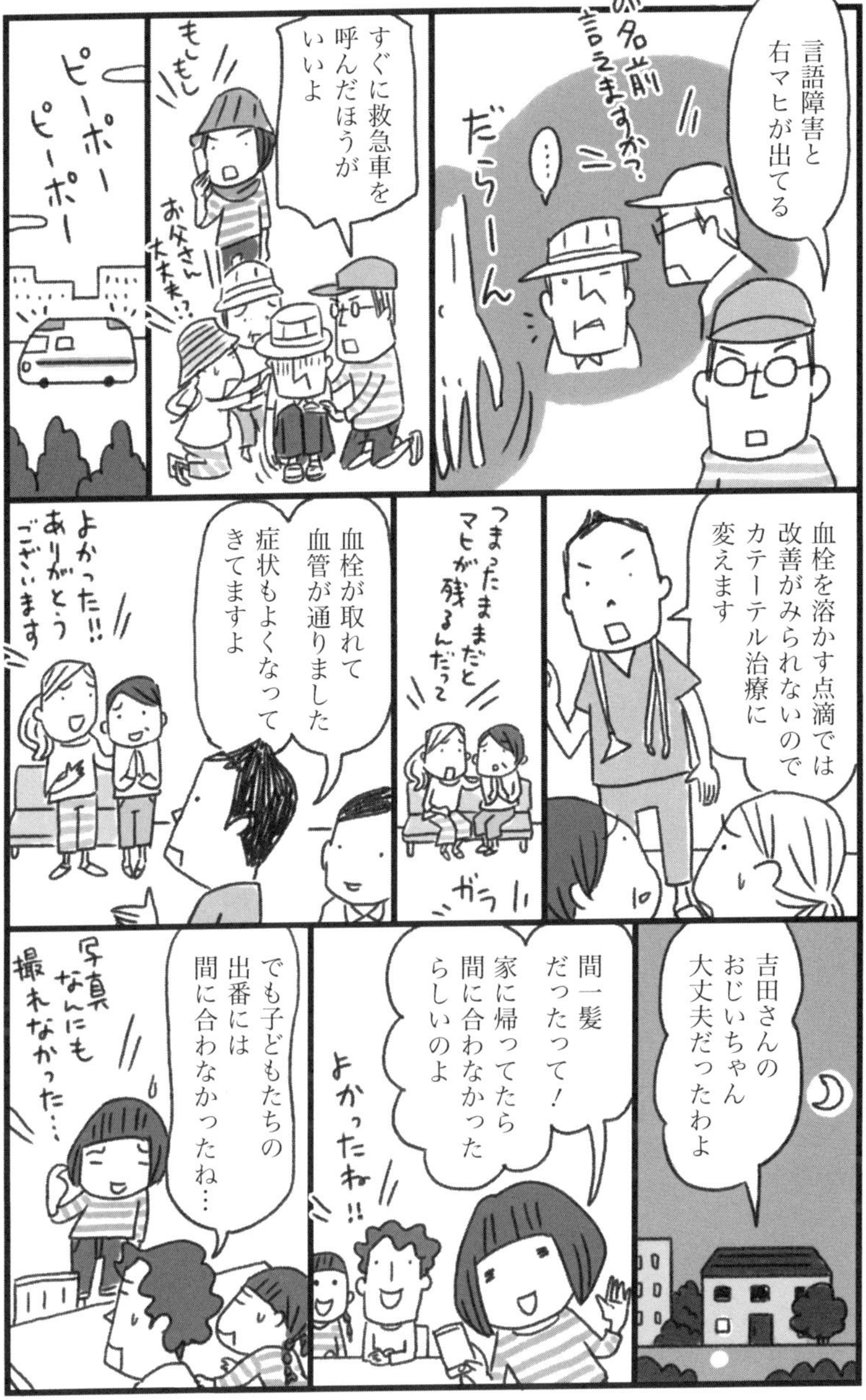
言語障害と右マヒが出てる
お名前言えますか?
……
だらーん
すぐに救急車を呼んだほうがいいよ
もしもし
お父さん大丈夫!?
ピーポーピーポー
血栓を溶かす点滴では改善がみられないのでカテーテル治療に変えます
つまったままだとマヒが残るんだって
ガラッ
血栓が取れて血管が通りました症状もよくなってきてますよ
よかった!! ありがとうございます
吉田さんのおじいちゃん大丈夫だったわよ
間一髪だったって! 家に帰ってたら間に合わなかったらしいのよ
よかったね!!
でも子どもたちの出番には間に合わなかったね…
写真なんにも撮れなかった…

その一　敵を知り～脳卒中について学ぼう！

いやあ、A子さん、大活躍でしたね！　吉田さんのおじいちゃんも、間一髪、間に合ってよかったです。「熱中症じゃないか」と疑ったものの、実は脳卒中でしたね。今回はお医者さんが近くにいたからよかったのですが、〝もしもおうちに帰って休んでいたら……〟と思うと、ぞっとします。

そこでこの章では、「脳卒中をやっつけろ五か条」の第一番目、「敵を知り」について説明します。脳卒中が私たちの「敵」です。敵を知らずして闘うことはできません。まずは脳卒中のことを知っていただきたいと思います。

「脳卒中なんて、なんだか難しそうだし、お医者さんにお任せしたい！」というのが正直なところだと思います。しかし、それでは脳卒中は予防できません。なぜなら脳卒中は生活習慣病だからです。病院にかかっても、普段の生活を管理しなければ防げないのです。ただ逆にいえば、「日常生活に気をつければ脳卒中は予防できる」ということです。まずは脳卒中がどんなものか、そのイメージをつかみましょう！

1 脳卒中とは何か？

まず「脳卒中」という言葉について説明します。脳卒中とは、脳が「急に（卒）」「当たる（中）」という意味です。昔は「中風《ちゅうふう》」と呼ばれていました。つまり、原因がわからなかったので、「風に当たった」といわれていたわけです。脳卒中のことを英語では「stroke（ストローク）」といいますが、この「stroke」はテニスなどでボールをラケットに「当てる」ことを指しますので、海外でも同じようなイメージがあることがわかります。

以上のように、「脳が急に悪くなること」、これが脳卒中という言葉の由来です。現在では、脳卒中は「脳の血管が突然切れて出血したり、詰まる病気」、つまり脳血管の病気であることがわかっています。

❷どんな種類があるのか

脳卒中には、①血管が詰まる「虚血型《きょけつがた》」と、②血管が切れて（破れて）脳の中や脳の周りに出血する「出血型《しゅっけつがた》」の2タイプがあります。虚血型は「脳梗塞《のうこうそく》」のことで、出血型には「脳出血」と「くも膜下出血《まくかしゅっけつ》」があります。整理すると、図1-1のような関係になります。

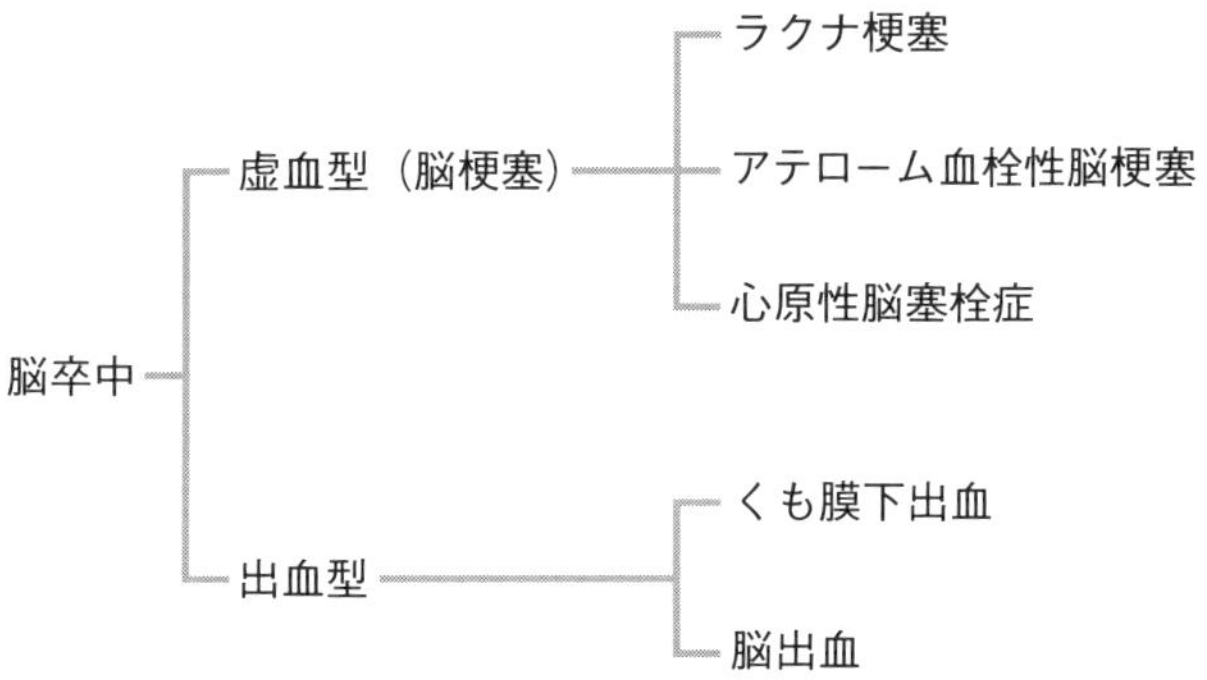

図 1-1　脳卒中の分類

脳梗塞

脳梗塞という言葉はご存知でしょうか？　最近はテレビでも毎日のように医療関係のニュースが流れていますので、「そんなことぐらい知っている！」という方が多いと思いますが、簡単に説明します。

「脳梗塞って脳の血管が切れるの？　詰まるの？」とよく質問されます。まず答えを言うと、「詰まる」のです。例外的には、脳の血管に問題がなくても、心臓が一時的に止まることで脳梗塞になることがあります。しかし実際には、ほとんどの場合、脳梗塞は「脳の血管が詰まる」ことにより脳の細胞に酸素や栄養を運ぶ血液が足りなくなり、神経細胞が死んでしまうために起きます。半身のマヒや言語障害、重症になると寝たきりになったり、命を落とすこともあります。ちなみに「脳の血管が切れた」というのは、「出血」を説明するために使われる言葉です。「詰まるのが脳梗塞」、「切れるのが出血」と覚えてください。

脳梗塞は、①ラクナ梗塞、②アテローム血栓性脳梗塞《けっせんせいのうこうそく》、③心原性脳塞栓症《しんげんせいのうそくせんしょう》と、さらに3つに分類されます(図1-1)。でもなぜ、こんなに細かく分けるのでしょうか?それは、この3つは原因が違うため、治療法も違うからなのです。それぞれの患者さんに適した治療を行うためには、この3つの分類のどれに当たるかを、きっちりと診断することが重要なのです。

緊急の現場で、ご家族に「脳梗塞です」と説明すると、〝もうだめだ〟と思う方がいます。たしかに以前は「いったんかかったら治らない病気」の代表的存在でした。ですから、脳梗塞は安静にして寝かせておくしかないとされていたのです。しかし、最近では、マンガで描かれていたように、t-PAという血栓(血のかたまり)を溶かす薬や、カテーテル治療（細い管を使った治療法）が行われるようになり、脳梗塞は「迅速な治療により劇的に改善しうる病気」に変わりました。このため、後ほど説明する症状が認められたら、すぐに救急車で病院に向かうことが大切なのです。

では、脳の血管はなぜ詰まるのでしょうか？ 脳梗塞の3つの分類に沿って、詳しく解説します。

◆ラクナ梗塞

脳の中の細い血管が動脈硬化で詰まることによって起きる脳梗塞です。動脈硬化とは「動脈の壁が硬くなったり、厚くなったりすること」で、血管の中が狭くなり、血栓ができる原因にもなります。脂質異常症（高脂血症）や糖尿病、高血圧、喫煙などで動脈の壁が傷つけられて進行します。また、これら動脈硬化の危険因子はラクナ梗塞の原因でもあるとされています。ラクナ梗塞は小さな梗塞ですから、症状が出ないことも多く、その場合には「かくれ脳梗塞」と呼ばれたりします。しかし、手足を動

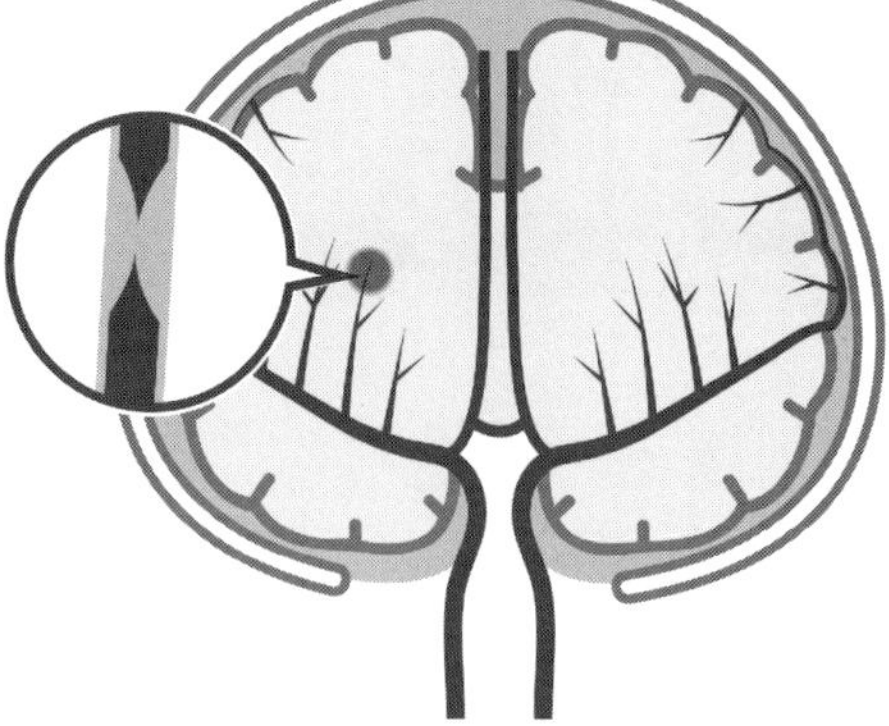

図 1-2　ラクナ梗塞

かす神経線維が走っている場所にできるとマヒが出ます。小さいからといっても馬鹿にはできないのです。

図1-2を見てください。脳の中の細い動脈が詰まって、小さな丸い影ができているのがわかりますよね。これがラクナ梗塞です。

ところで、「ラクナ」って何でしょう？　私も医学生時代、あまりよくわかっていませんでしたが、辞書を引くと「小さな凹み、穴」という意味でした。解剖学者が脳を調べたところ、小さな凹み（ラクナ）があり、それが小さな脳梗塞だったので、「ラクナ

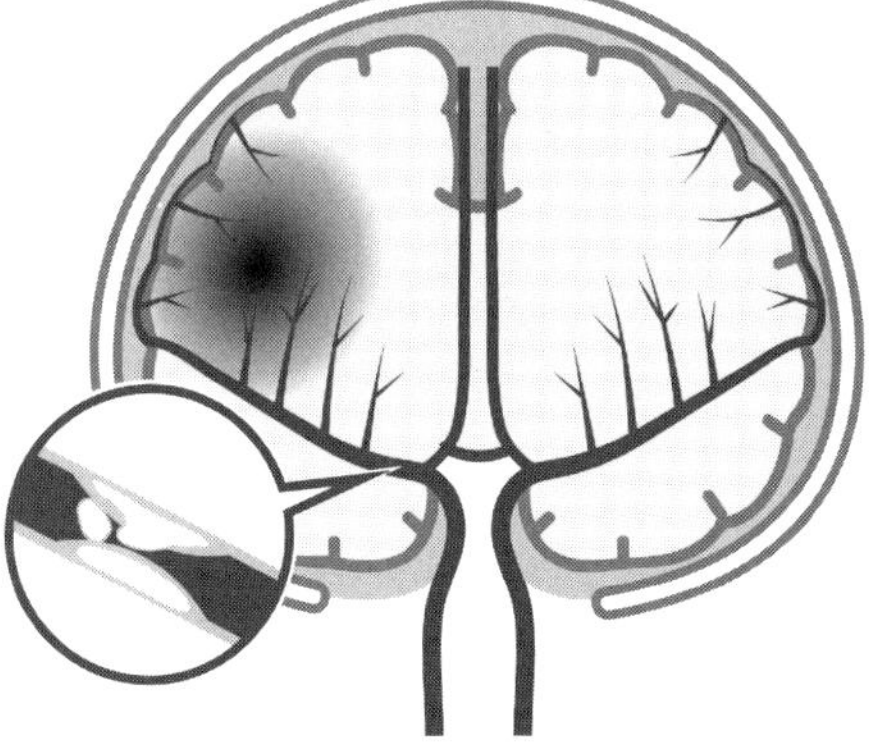

図 1-3 アテローム血栓性脳梗塞

梗塞」と名づけた、ということのようです。つまり、「小さな梗塞」ということです。

◆アテローム血栓性脳梗塞

では、脳梗塞の分類の2番目、アテローム血栓性脳梗塞について説明します。簡単にいえば、「動脈硬化によって起こる脳梗塞」のことです。少し太めの脳や首の血管（頚動脈《けいどうみゃく》）などが動脈硬化で細くなったり（狭窄《きょうさく》）、詰まったり（閉塞《へいそく》）することで起きる脳梗塞です。図1―3を見てもらうと脳の血管が動脈硬化で細くなっているのがよくわかると思います。

一方、頸動脈は脳に血液を送る最も太い血管です。あごの下に手を当ててみてください。ドクドクと拍動が触れますね。それが頸動脈です。

「アテローム」という言葉も難しいのですが、これは血管の壁にできる脂質のかたまりのことです。これができることで血管の内が狭くなるのです。この病気は動脈硬化が原因ですから、脂質異常症や糖尿病、高血圧、喫煙などの危険因子により生じます。ラクナ梗塞との違いは、「太い血管の狭窄や閉塞である」ということです。したがって、脳梗塞の範囲もラクナ梗塞より広いことが多く、比較的重症になります。また狭窄が進行する途中に「時々マヒや言語障害などの症状を出す」ことがあるのがこのタイプの特徴です。つまり、脳梗塞の前触れや軽症の段階で治療を行うことが可能なタイプなのです。

◆心原性脳塞栓症

脳梗塞の3つめは心原性脳塞栓症です（図1-4）。読んで字のごとく、心臓が原因

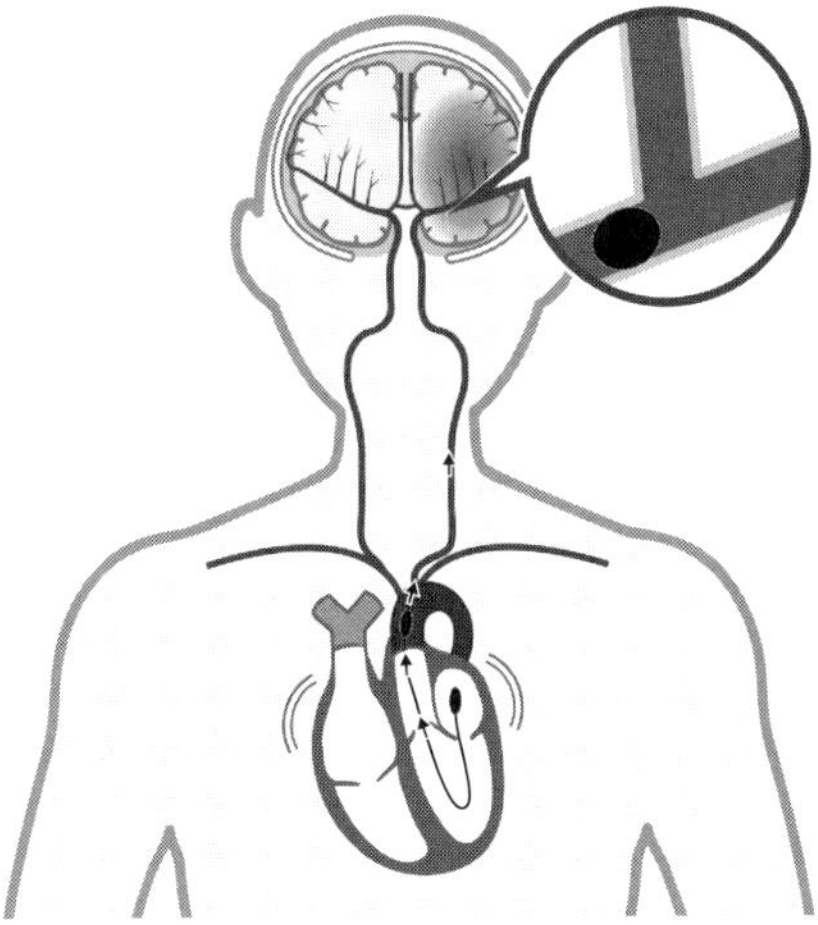

図 1-4　心原性脳塞栓症

の脳梗塞で、不整脈（特に心房細動）や心臓の弁の異常（弁膜症）が原因となります。心臓内（特に心耳《しんじ》と呼ばれるところ）にできた血栓がはがれ、それが脳の血管に流れ込んで脳の血管を詰まらせます。

このタイプは、前触れなく、突然に重症の脳梗塞を起こすのが特徴で、一回の発作で倒れてしまうので、「ノックアウト型脳梗塞」とも呼ばれています。

さて、ここまで脳梗塞の原因を紹

介してきましたが、専門外の医師でここまできっちりと診断できる方は少ないと考えられます。たとえば患者さんが病院で、「私はアテローム血栓性脳梗塞です」と言ったら、驚かれてしまうでしょう。

しかし、脳梗塞の原因が診断できないと、それぞれに応じた治療ができません。あなたのかかりつけの先生に、「私の脳梗塞の原因は何ですか？」と尋ねてみてください。「さあ？」と首をかしげるような先生だとちょっと心配ですね。「あなたの脳梗塞は不整脈が原因ですから、この新薬がいいんですよ」なんて言ってもらえる先生なら大丈夫！

くも膜下出血

くも膜下出血は、主に脳の太い血管にできた脳動脈瘤《のうどうみゃくりゅう》が破裂することで起きる病気です。それ以外にも、もやもや病、脳動静脈奇形《のうどうじょうみゃくきけい》①、脳腫瘍《のうしゅよう》、頭部外傷、血液疾患など、さまざまな原因がありますが、大多数は脳動脈瘤の破裂によるものです。

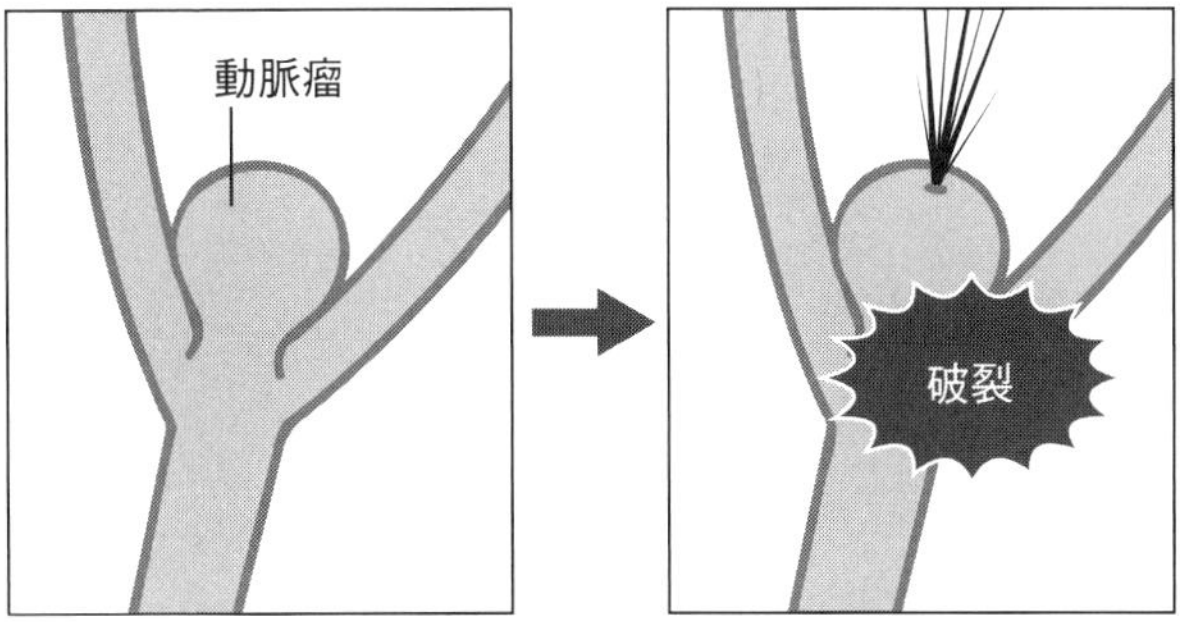

図 1–5 動脈瘤

脳動脈瘤というのは文字通り、脳の動脈の一部がふくれあがり、「瘤《こぶ》」のようになっていることを指します（図1–5）。通常、動脈瘤があるだけでは無症状ですが、動脈瘤が突然破裂して出血を起こすことがあります。血管の壁が、チューインガムやお餅がふくらんだときのように、ぺらぺらに薄くなっていて、しかもそこに動脈の高い圧力がかかっているわけですから、破れることがあるのです。ひとたび破裂すると、すごい勢いで血管の外、つまり脳の周りに出血します。脳の太い血管は、脳の中でなく、脳の周り、つまりくも膜の下を走っていますので、脳動脈瘤の破裂による出血はくも膜の下に出血することになり、「くも膜

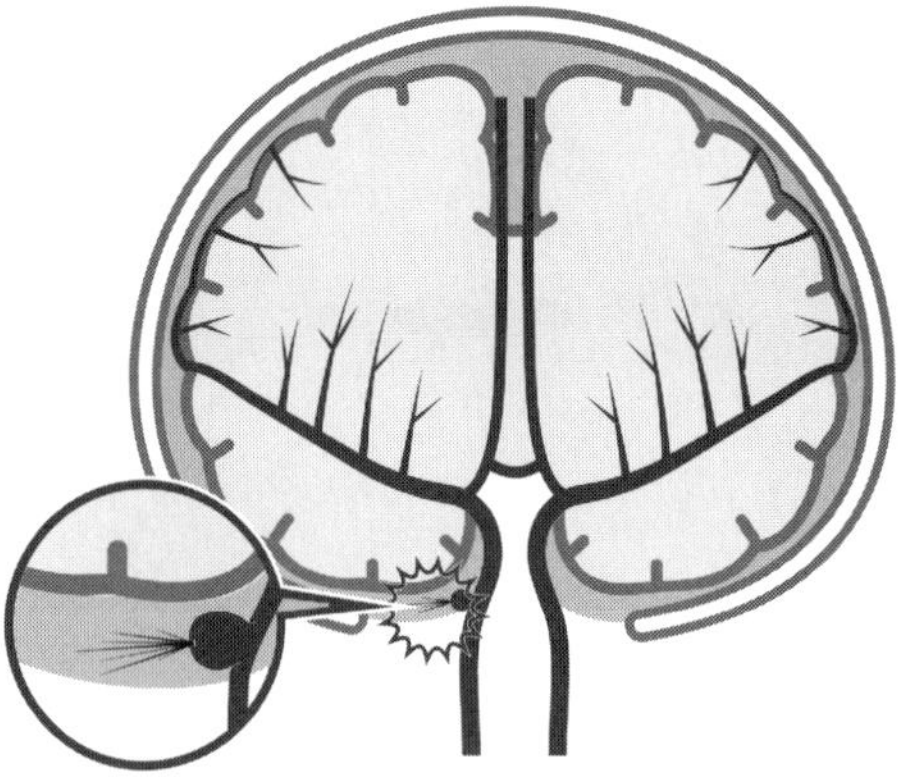

図 1-6　くも膜下出血

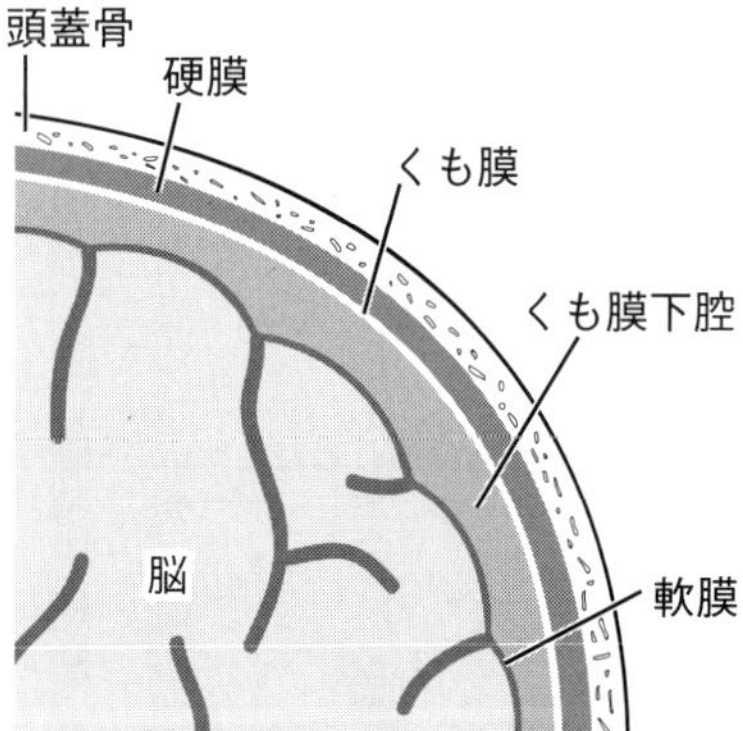

図 1-7　頭蓋内の様子

一番外に硬膜，次にくも膜があり，その下にくも膜下腔という空間がある．このくも膜下腔は脳脊髄液という液体で満たされており，軟膜は脳に密着している

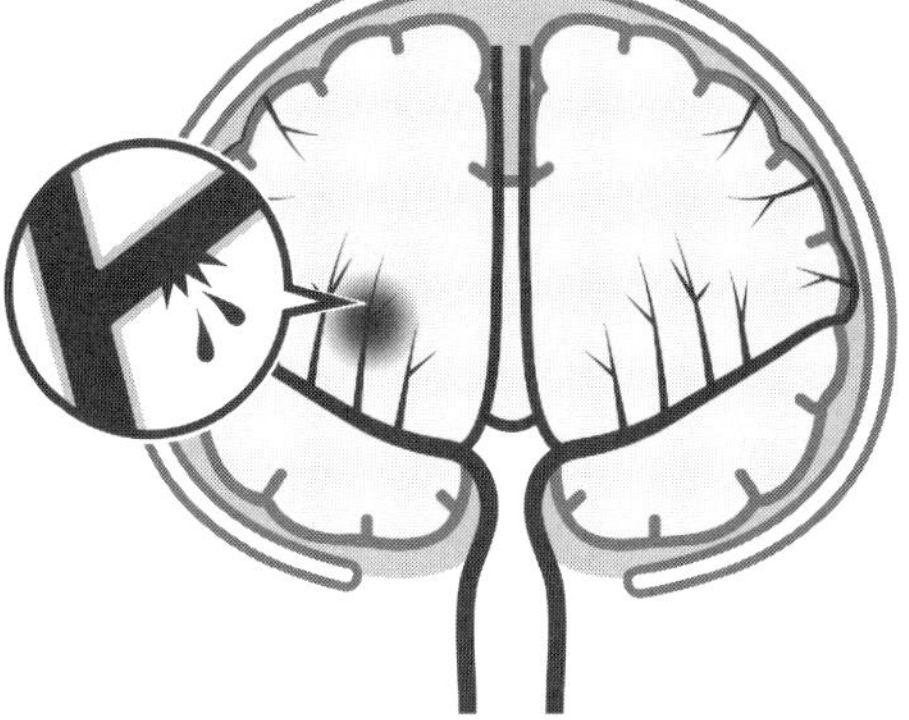

図1-8 脳出血

下出血」と呼ばれるわけです(図1-6、7)。

脳動脈瘤がいったん破裂した後、再破裂をきたすと救命できなくなることが多いため、出血源の動脈瘤を迅速に特定し、治療します。検査法は脳血管撮影がスタンダードですが、最近ではCT血管造影などでも診断可能です。検査法の詳細は、「己を知れ」の章で詳しく説明しますね。

『脳出血』

脳出血は、高血圧などが原因で、脳の中の細い血管が切れて出血する病気です(図1-8)。このため脳内出血とも呼ばれます。

高血圧が原因のことが最も多いのですが、脳動静脈奇形、もやもや病、脳動脈瘤、海《かい》綿状血管腫《めんじょうけっかんしゅ》、そして脳腫瘍なども原因となります。また、血液をさらさらにする薬（抗血栓薬）の合併症のこともあります。さまざまな原因があるので、脳出血と診断されたら一度は精密検査を受けて、原因を特定する必要があります。

以上、それぞれの脳卒中について説明してきました。さて脳の血管の病気、つまり脳血管疾患の患者は全国に１１７万９千人（厚生労働省「平成26年　患者調査」より）いるとされており、寝たきりの原因の第一位でもあります。特に脳梗塞はその中でも最も多い病気で、全体の約４分の３を占めています。いったん発症すると生涯後遺症に苦しむことが多いため「最もなりたくない病気の一つ」と考える人が多く、私自身もそう思います。しかし、これまでに多くの有名人も脳卒中にかかっています。このように、脳卒中は誰もがなりうる病気であることがわかります。

3 どんな症状が出るのか

脳卒中に多い3症状

前述のように脳卒中には大きく分けて、脳梗塞、くも膜下出血、脳出血という3つの病気が含まれています。では、救急隊が現場に駆けつけたとき、何を基準に脳卒中を疑うのでしょうか？

これまで、さまざまな脳卒中判定法が考案されましたが、その代表的なものの一つが「シンシナティ病院前脳卒中スケール（CPSS）」です（図1-9）。これにしたがって3項目を検査して、1項目でも当てはまれば、脳卒中の的中率がなんと72％！というスグレモノです。一般の方にも役立つと思います。緊急時には「顔、手、言葉」を確認しましょう！

一方、このスケールには挙がっていない重要な症状もあります。その一つは「意識

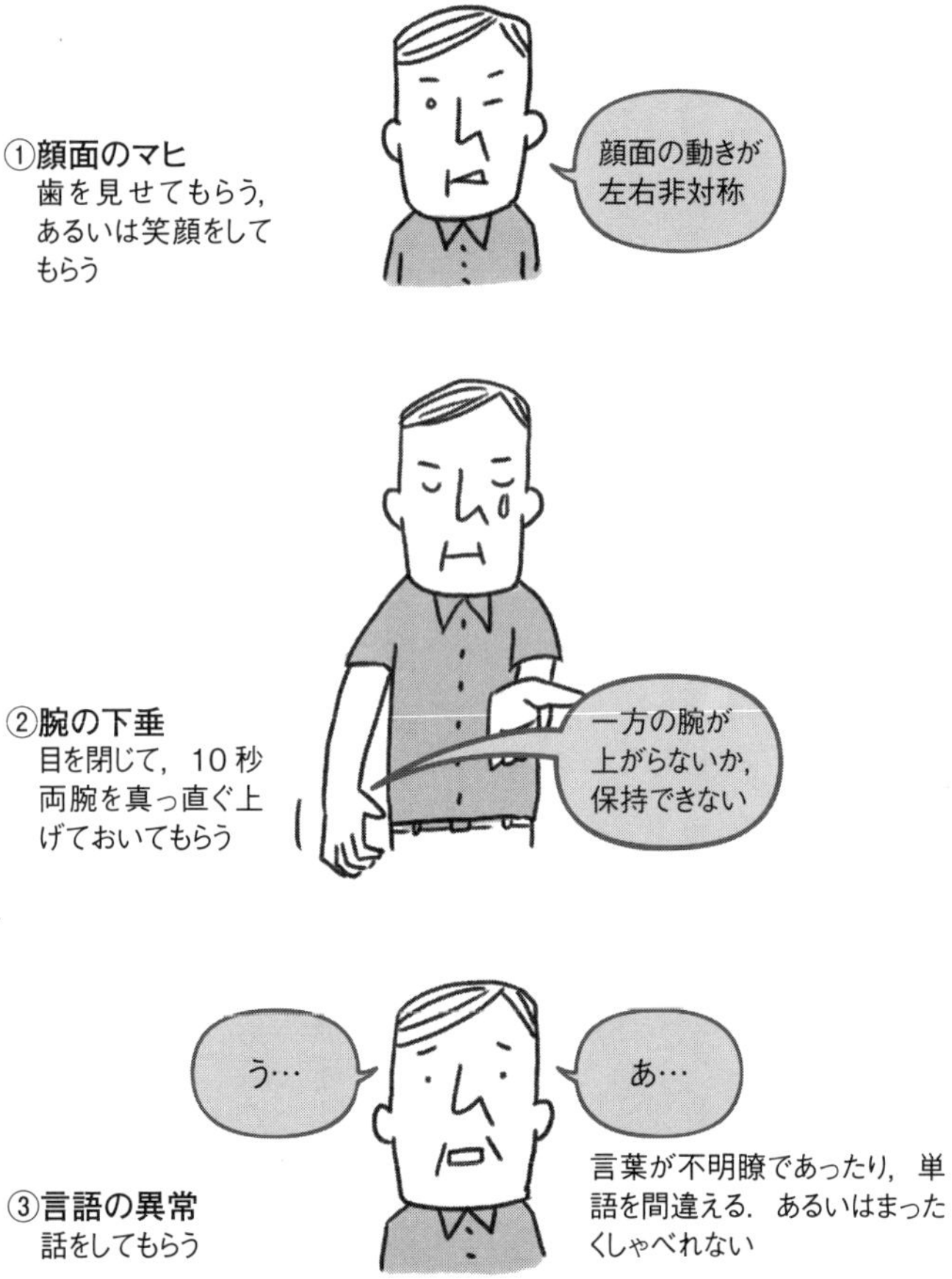

図1-9　シンシナティ病院前脳卒中スケール（CPSS）

3項目のうちどれか1つでも当てはまったら，脳卒中の可能性は72%とされている障害」です。これは「呼びかけても返事がない」といった症状なので、比較的だれでも見分けやすいのですが、飲酒や薬物中毒などがまぎれ込んでしまうため、このスケールからは除外されていると考えられます。

しかし、意識障害は生命の危険に関わる重要な症状です。実際、脳の重要な血管の一つである脳底《のうてい》動脈が詰まると、意識障害だけが症状として現れることがあります。このためこれを加味した代表的な評価法として、「倉敷病院前脳卒中スケール（KPSS）」が提案されています。このスケールは7項目に点数をつけて検査するもので、3項目のCPSSより詳しいだけあって、患者さんの経過ともよく相関することが報告されています。

✦コラム①✦

一時的な症状も警告サイン！

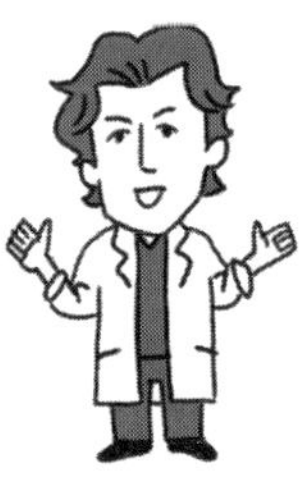

脳梗塞になると、マヒや言語障害以外にも、「目が見えにくい」、「物が二重に見える」など、いろいろな症状が出ます。こういった症状が続く患者さんは病院を受診しますが、問題なのは、いったん症状が出ても、すぐに元に戻る場合です。このような発作を、医学的には「一過性脳虚《いっかせいのうきょ》血《けつ》発作《ほっさ》」といいます。英語では transient ischemic attack（TIA《ティーアイエー》）と呼ばれています。この発作はいったん詰まった血管が再開通して起きる症状と考えられていて、一定の割合で脳梗塞に移行することがわかっています。

一時的に手足が動かなくなったとしても、短時間で完全に戻ったら皆さん、救急車を呼ぶでしょうか？　なかなか呼べないですよね。完全に症状がなくなっていたら、病院に行くことさえためらいがちです。それに、もし受診したとしてもすべての医師がこの発作を正確に診断してくれるとはかぎらないのです。せっかく近くのクリニックを受診したのに適切な対応がなされず、脳梗塞を起こして救急車で病院に運ばれる……。そんなこともあるのです。

ですから、「左右どちらかの手足がいったん動かなくなった」、「一時的に言葉が出にくくなった」といった症状が現れたときには、脳神経外科や神経内科など、脳の専門医がいる病院を受診してください。特に、高齢の方や、高血圧や糖尿病のある方は、脳梗塞に移行する確率が高いため要注意です。脳の血管が「いったん詰まった」のですから、また詰まる可能性があるのです。次の発作で取り返しがつかなくなる前に、ぜひ専門医に診てもらいましょう！

くも膜下出血の症状

脳卒中の中でも、くも膜下出血はかなり症状が違います。そこで、別に解説します。

①頭痛

くも膜下出血に典型的なのが「頭痛」です。というと、「自分もそうかもしれない！」と心配になりますよね。でも安心してください。ほとんどの頭痛は、くも膜下出血ではありません。というのも、くも膜下出血の頭痛は特徴的で、「突然の激しい痛み」なのです。それも「何時何分」と、時間を特定できるほど急に起きる頭痛なのです。患者さんはよく、「これまで経験したことのない激しい頭痛」とか「ハンマーで頭をたたかれたような頭痛」と言います。そんな頭痛はあまり経験しませんよね。ですから、「このところ何となく頭が痛い」とか、「肩こりがひどいと頭が痛くなる」というのは、まず、くも膜下出血ではありません。

②嘔吐《おうと》

頭痛の後に吐き気を伴ったり、嘔吐してしまうことがあります。

③首が硬くなる

くも膜下出血が起きてしばらく経つと、「首が硬くなる」という現象が起きます。私たちが診察するときには、頭を前に曲げてあごが胸につくかどうかを診ます。あごが胸につかなければ異常、つけばオーケーです。

④意識障害

くも膜下出血の重症例では、突然意識を失って倒れてしまいます。また最初に頭痛を訴えて、その後、意識を失うこともあります。一方、最初に意識を失った後、しばらくして意識が戻ってくることもあります。

⑤半身マヒ

くも膜下出血では、まれな症状です。通常、脳動脈瘤が破裂すると、くも膜下出血となりますが、脳内出血を合併することがあり、その場合に半身マヒを生じるのです。

くも膜下出血の症状の特徴をまとめます。

①突然の激しい頭痛
②嘔吐
③首が硬くなる
④意識障害
⑤半身マヒ（比較的まれ）

くも膜下出血の原因である動脈瘤の破裂には前触れがありません。突然の激しい頭痛で発症し、重症の患者さんではそのまま倒れてしまいます。頭蓋骨内の限られたスペースに血液が急激に充満するわけですから、頭の中（頭蓋内）の圧力が一気に上がります。そうすると、脳内に血液が入らない状態になってしまうので、酸素や栄養も届かなくなってしまうのです。くも膜下出血は、初回出血によって即死する確率が15％とされています。脳動脈瘤破裂の場合、社会復帰できるのは全体の3分の1で、残りの3分の1は重度の後遺症、3分の1が死亡するとされています。とても怖い病気ですね。

いずれにしろ、突然の激しい頭痛を自覚したときには、たとえ他に症状がなくても、病院にかかってください。ただし脳神経外科のある病院を受診すべきです。軽度のくも膜下出血は脳神経外科の専門医でないと見逃されやすいからです。

✦コラム②✦

突然の頭痛にCT検査は必要か

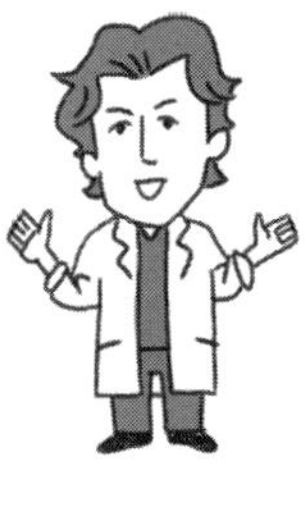

新聞などで、毎年のように「くも膜下出血の見逃し」が報道されます。なぜ見逃されてしまうのでしょうか？

まず、見逃されやすいのは軽症の患者さんです。重症の患者さんは意識障害などがありますので、救急車で搬送され、迅速に診断されることがほとんどです。しかし、頭痛だけで他に症状がない場合には話が変わってきます。私たち脳神経外科医は「突然の頭痛」と聞いただけでCTを撮らずにはいられませんが、あるインターネットの掲示板で「突然の頭痛というだけで緊急CTは撮らない」とする一般医師の意見が多く、私はとても驚きました。

皆さんは「医師はすべての病気に精通している」と思われるかもしれませんが、実際には違うのです。私も脳疾患に特化した診療をしていますので、恥ずかしながら他の分野の疾患を、緊急でどの程度正確に診断できるか、自信がありません。医師になりたての頃や研修医の頃は、経験不足ながら全般に知識を有していますが、その後は自分の専門分野以外は、だんだん疎《うと》くなってしまうのです。

また現実問題として、頭痛を訴える患者さんは数多く、くも膜下出血が原因である可能性は低いこと、そのうえCTが混み合っていると、頭痛だけの患者さんに専門外の医師が緊急検査を依頼しにいという状況もありえます。

さらには、CTを行ったとしても、軽度のくも膜下出血は診断しにくいため、見逃されてしまうことが多いのです。以前調査したところ、軽度のくも膜下出血は脳神経外科の専門医しか診断できませんでした。しかも、発症から時間が経過すると、専門医であってもCTで診断できなくなってしまいます。こうなるとMRIや腰椎穿刺《ようついせんし》（背中に注射をして脳脊髄液を抜き取って調べる検査）を行わないと診断できなくなってしまうのです。

つまり、自分の身を守るためには、突然の激しい頭痛はすぐに脳神経外科の専門医に診てもらうことが重要なのです。頭の病気は頭の医者に、おなかの病気はおなかの医者に診てもらうのが一番いいのです。「突然の頭痛」は迷わず、すぐに脳神経外科を受診してくださいね！

4 もう一歩踏み込んで

さてここからは、もう一歩踏み込んで、私が日々の診療でたびたび受けるご質問や個別の病気について、いくつか説明します。

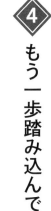

嚢状動脈瘤と紡錘状動脈瘤

脳動脈瘤については、くも膜下出血のところで説明しましたが、もう少し詳しく解説します。脳動脈瘤は一般にその形状から2つに分けられます。嚢状動脈瘤《のうじょうどうみゃくりゅう》と紡錘《ぼうすい》状動脈瘤《じょうどうみゃくりゅう》です（図1−10）。難しい名前ですね。

まず嚢状動脈瘤は血管の分かれ目にできることが多く、太い血管から部分的に出っ張った形をしています。破裂してくも膜下出血を起こす動脈瘤の多くは、このタイプです。一方、紡錘状動脈瘤は血管全体がふくらんだ形をしています。この紡錘状動脈瘤

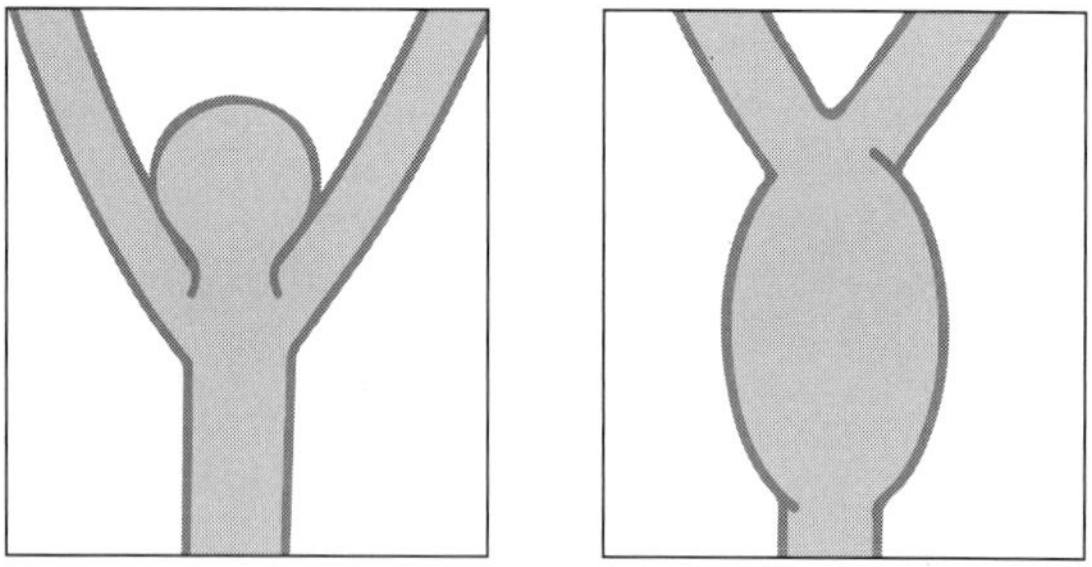

嚢状動脈瘤　　紡錘状動脈瘤

図 1-10　嚢状動脈瘤と紡錘状動脈瘤

には、血管の壁が裂けてできる解離性動脈瘤《かいりせいどうみゃくりゅう》と、普通の動脈瘤があるといわれています（図1-11）。

では、解離性動脈瘤とはどんなものでしょうか？　動脈の壁はとても薄いながら3重の膜でできています。この膜と膜の間がはがれることを「解離」といい、その場所に血液が流れ込んで血管が外にふくらむ状態を「解離性動脈瘤」と呼びます。解離性動脈瘤は、くも膜下出血を起こすことがありますが、はがれた膜が内側にふくれると血管の中が狭くなり、脳梗塞を起こすこともあります（図1-12）。一方、非解離性の紡錘状脳動脈瘤が脳梗塞やくも膜下出血をきたすことはまれとされています。

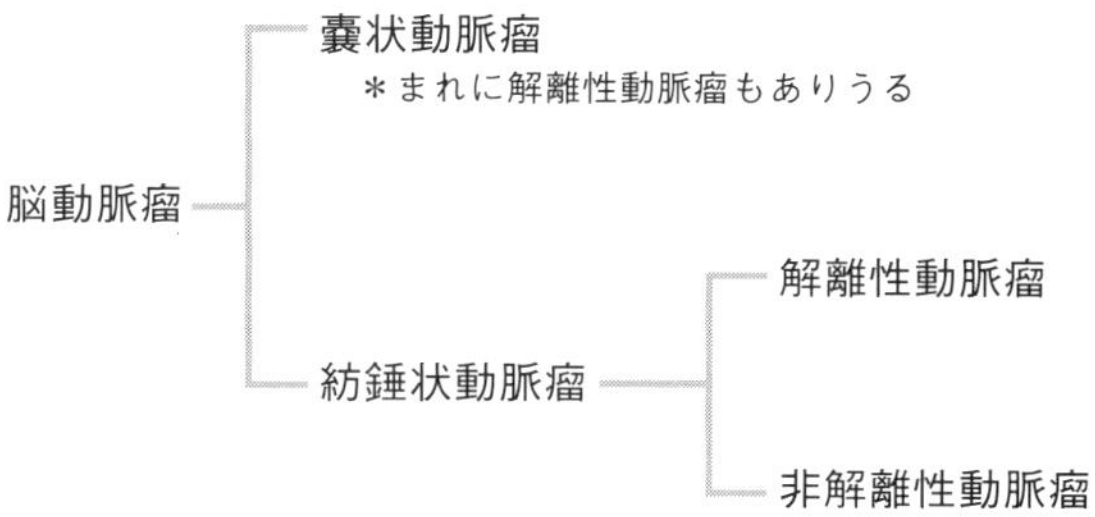

図 1-11　動脈瘤の分類

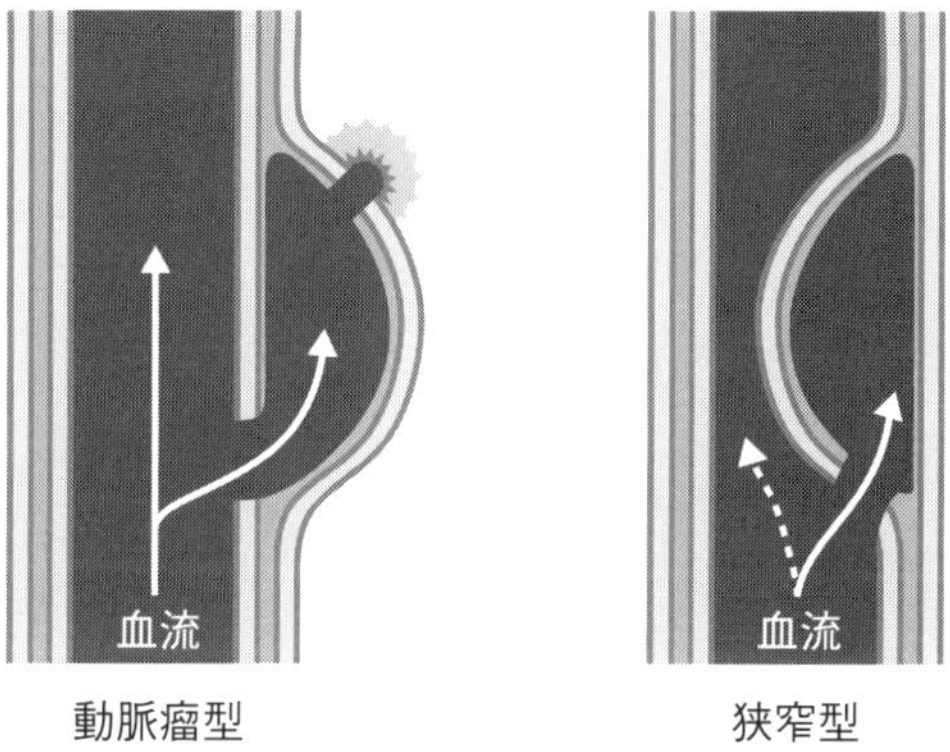

図 1-12　解離性動脈瘤

海綿状血管腫

これまで述べてきたように、脳出血の最大の原因は高血圧ですが、海綿状血管腫《かいめんじょうけっかんしゅ》も原因となります。血管〝腫〟といってもいわゆる「腫瘍（できもの）」ではなく、「脳の中に血管の成分が紛れ込んでいる」状態です。ですから腫瘍のようにどんどん大きくなったり、悪性化することはありません。

最近はＣＴやＭＲＩが発達して、無症状のものが見つかることが多くなりました。検査で偶然発見されたものには、通常治療の必要はありません。出血や圧迫によって症状を出した病変には治療を考慮する必要がありますが、症状のない小出血の場合には経過観察になることがほとんどです。ただし小出血であっても出血を繰り返したり、てんかん[2]の原因となっている場合には手術適応となる場合があります。

その他、脳動静脈奇形やもやもや病なども脳卒中の原因となり、よくご質問を受けますが、これらはその五「術を使え」の章で詳しく説明します。

以上、脳卒中について、その種類、症状、原因を説明してきました。脳卒中は命を落とすこともある病気ですが、何より半身マヒなどの重度の障害をかかえてしまうことのある点でも、怖い病気です。しかし、障害をかかえながらも前向きに人生を送っている方が大勢います。公益社団法人日本脳卒中協会のホームページ（http://www.jsa-web.org）では、さまざまな「脳卒中体験記」が紹介されていますので参考にしてください。

また私のホームページ（http://www.e-oishasan.net/site/yoshimura/）では、脳卒中について動画も使って解説していますので、ぜひご覧になってください。

＊　＊

（1）脳の動脈と静脈が直接結びついている状態．脳出血，くも膜下出血の原因となりうる．
（2）けいれん発作などを繰り返す大脳の疾患．けいれんだけでなく，失神や脱力など，てんかん発作の現れ方は多様である．

脳卒中をやっつけろ　五か条

その二　己を知れ

~検査を受け、自分の状態を知ろう！

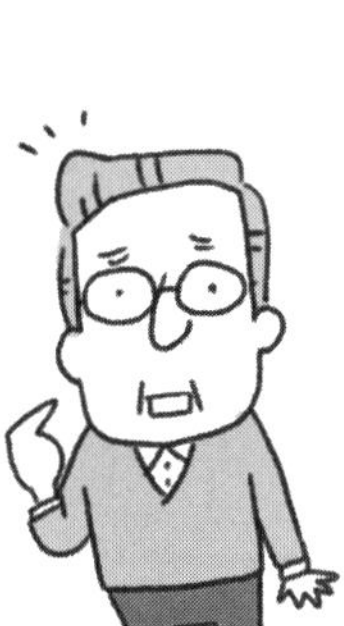

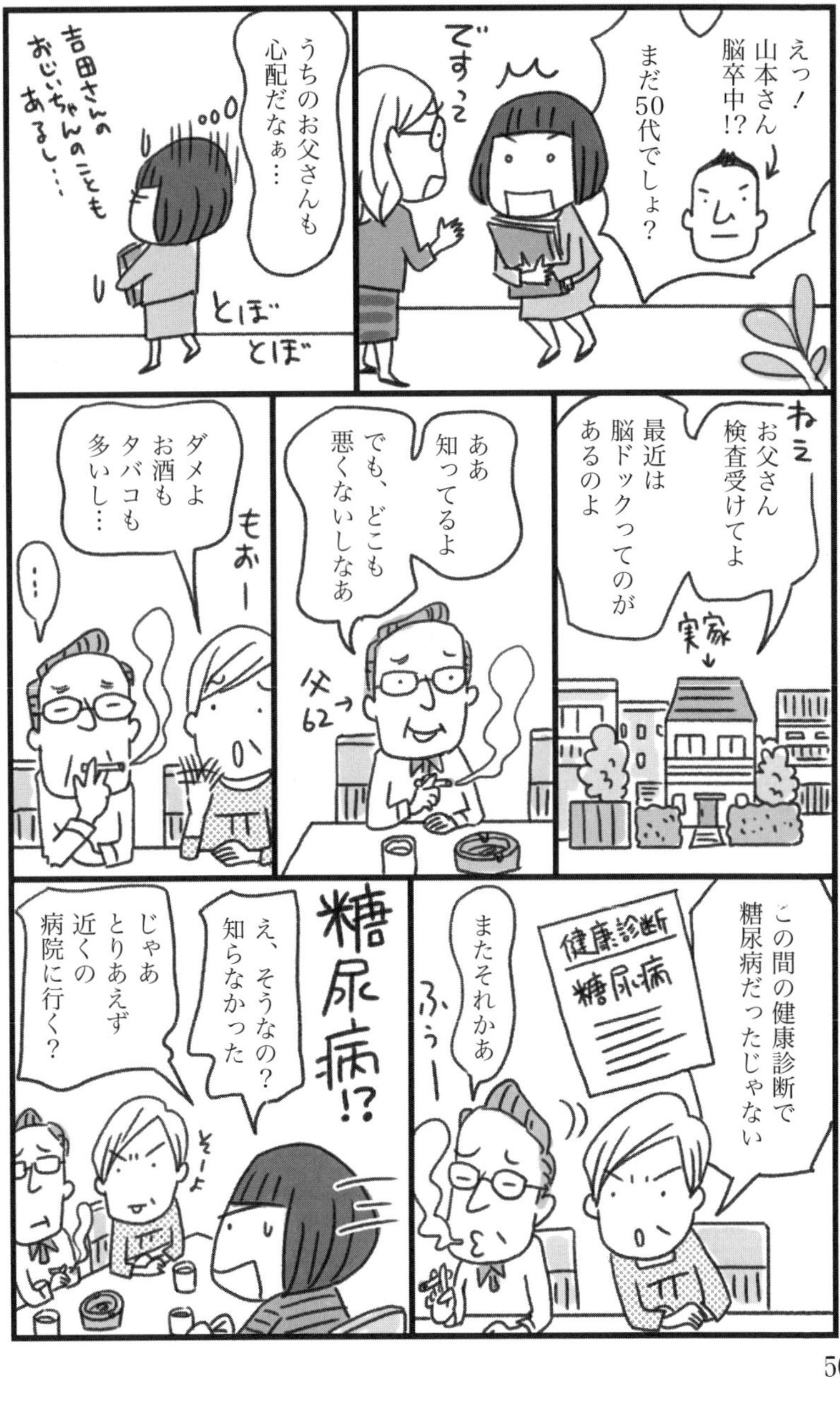

えっ！山本さん脳卒中!? まだ50代でしょ？
ですって
うちのお父さんも心配だなぁ…
吉田さんのおじいちゃんのこともあるし…
とぼとぼ
ねえ
お父さん検査受けてよ 最近は脳ドックってのがあるのよ
実家
ああ 知ってるよ でも、どこも悪くないしなあ
父62
ダメよ お酒も タバコも 多いし…
もおー
…
この間の健康診断で糖尿病だったじゃない
健康診断
糖尿病
またそれかあ
ふうー
糖尿病!?
え、そうなの？知らなかった
そーよ
じゃあ とりあえず近くの病院に行く？

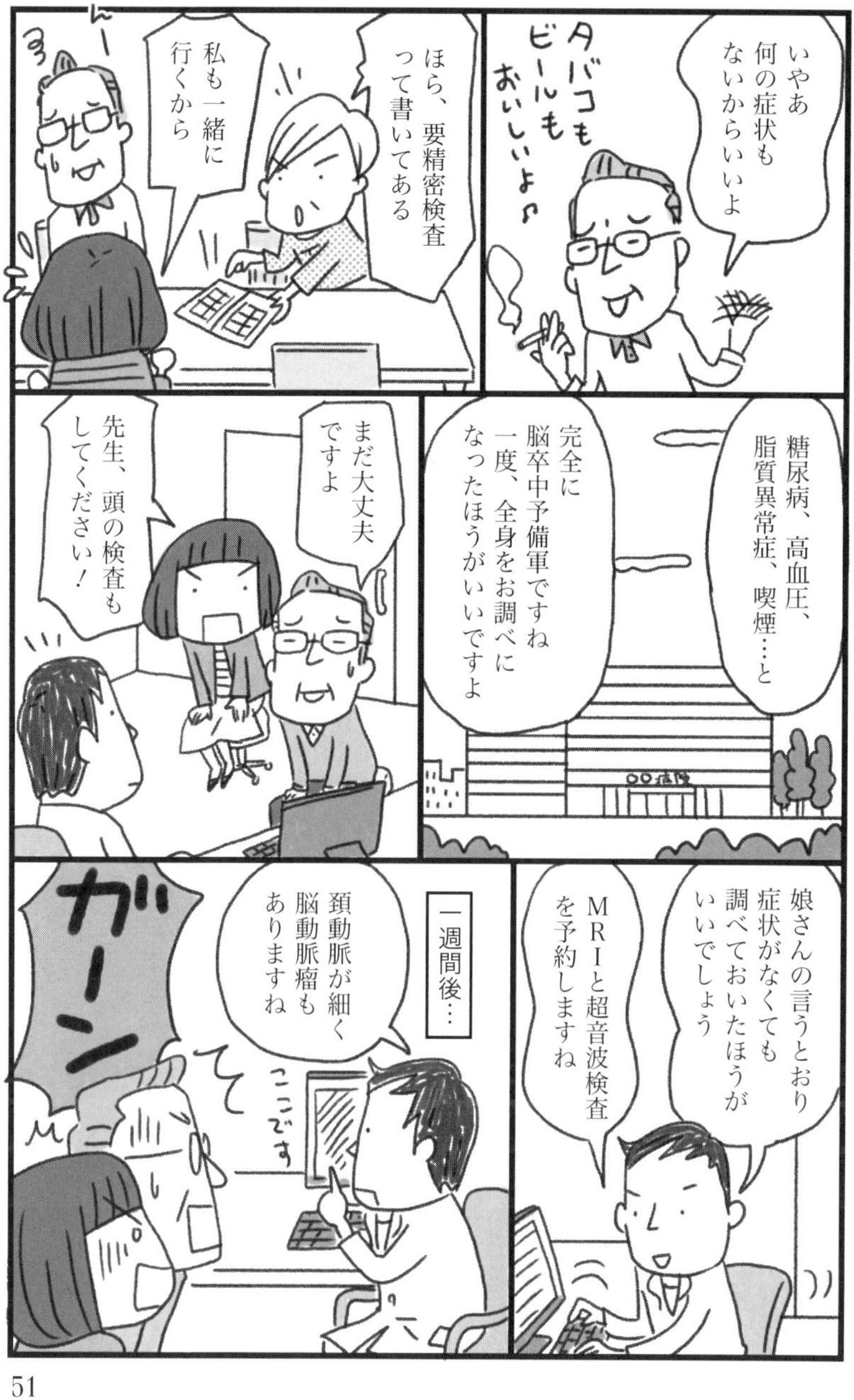
いやあ
何の症状も
ないからいいよ
タバコもビールもおいしいよ♪
ほら、要精密検査
って書いてある
私も一緒に
行くから
んー
糖尿病、高血圧、
脂質異常症、喫煙…と
完全に
脳卒中予備軍ですね
一度、全身をお調べに
なったほうがいいですよ
まだ大丈夫
ですよ
先生、頭の検査も
してください！
娘さんの言うとおり
症状がなくても
調べておいたほうが
いいでしょう
MRIと超音波検査
を予約しますね
一週間後…
頸動脈が細く
脳動脈瘤も
ありますね
ここです
ガーン

その二　己を知れ～検査を受け、自分の状態を知ろう！

やれやれ、お父さん、なかなか頑固ですね。しかも頚動脈が細くて脳動脈瘤もあるとは！　この先が少し心配です。

空前の健康ブームのかたわら、今でも健康管理に無頓着な方もいらっしゃいます。実は「私は病院に行ったことがない」と自慢する人ほど危ないのです。以前は「無病息災」といいましたが、最近では「一病息災」という言葉もあります。つまり、「一つぐらい病気があったほうが、きちんと検査を受けて体調を管理するので、結局、長い目で見れば健康でいられる」という意味です。確かに、脳卒中で運ばれてくる方の多くは、高血圧などの脳卒中の危険因子が診断されていなかったり、健康管理が不十分な人たちです。皆さんはいかがですか？

脳卒中予防のためには「己を知る」、つまり自分の体の状態を調べることが重要です。なぜなら、ひょっとしたらすでに脳卒中の「種」があなたの体にあるかもしれないからです。たとえば、くも膜下出血の原因である脳動脈瘤や、脳梗塞の原因である脳の血管の狭窄《きょうさく》（血管が細いこと）があれば、いずれ発作を起こす可能性が高いのです。そこで、この章の主旨は、「自分自身の体を調べる」ことです。

そうお話しすると、冒頭のマンガにもあったように、「何の症状もないのに検査を受ける必要があるのですか？」とよく聞かれます。そうなのです。多くの人が「自分の体が脳卒中予備軍だったら、何かしら症状が出るだろう」と思っているのです。しかし残念なことに、これは間違いです。脳動脈瘤があっても、脳の血管が細くなって詰まりかけていても、まったく症状がないことがほとんどです。もちろん、軽度の症状が出て診断される人もいますが、一発で大きな発作を起こすことのほうが多いのです。

あるテレビ局のスタッフと脳卒中の特番取材中に話をしていたところ、「先生、脳卒中っていうのは雷に当たるようなもので、事前に予測できませんよね？」と言われ、とても驚きました。健康に関する番組をつくっている人でも、「脳卒中は予測不可能な天災のようなものだ」と思っていたのです。私はあわてて、「脳卒中のほとんどは原因があって、予防可能なんですよ！」と言いましたが、「本当ですか～？」という薄い反応でした。最終的にはわかっていただけましたが（笑）。

では、自分が脳卒中予備軍かどうかを知るためには、どんな検査をしたらいいのでしょうか？　まず受けるべきなのは「脳のＭＲＩ《エムアールアイ》検査」です。さらには頚動脈の超音波検査、不整脈を調べる検査なども必要です。もちろん、次の章で述べる血圧検査も忘れてはいけません。最近ではこれらがセットになった脳ドックが盛んに行われていますので、一度も受けたことのない方は、ぜひ利用してください。会社で人間ドックなどを受ける際に、オプションとして脳ドックが選べることも多くなっています。ここではこれらの検査について具体的に解説します。

① 脳動脈瘤はないか

MRI検査とMRA検査

脳動脈瘤は、くも膜下出血の原因となる血管のふくらみで、脳卒中の「種」です。破裂していない状態のものを「未破裂脳動脈瘤」といいます。脳動脈瘤は破裂する危険性を有していますが、通常はふくらんでいるだけで症状がないので、自分で気づくことはできません。ですからまず、病院で調べてもらいましょう。

先にも述べたように、脳を調べる最初の方法としてはMRI検査が主流です。ところでMRIはどのようなものか、ご存知じでしょうか？ MRIはmagnetic resonance imaging（磁気共鳴画像）の略で、磁石を使って脳の断層（輪切りの画像）撮影を行う検査です。非常に強力な磁石を使っているので、ペースメーカーなどの機械や金属が体内にある方は検査ができないことがあります。最近の手術ではMRI検査に

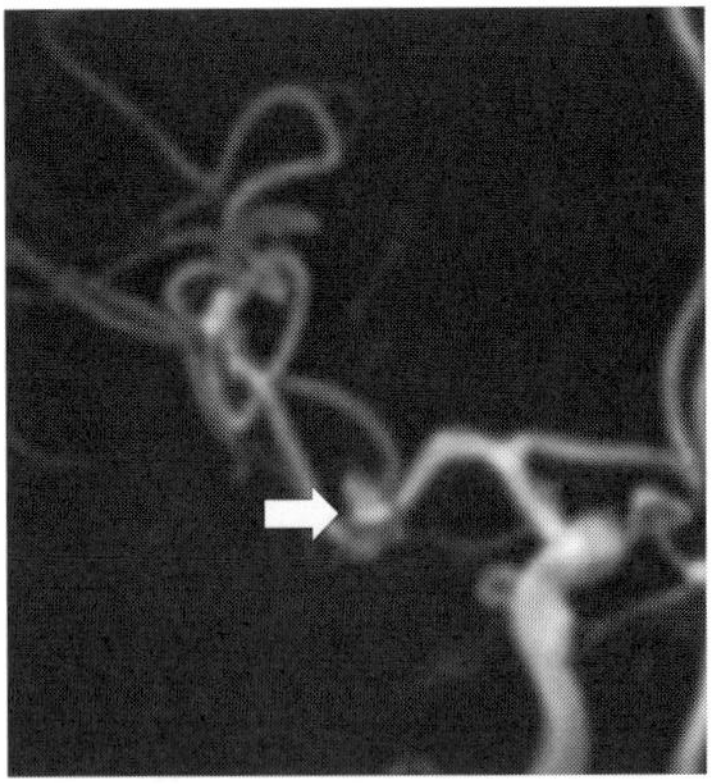

図 2-1　MRA 画像

矢印の部分に脳動脈瘤を認める

対応できる金属が使われることが多くなっていますが、術後にＭＲＩ検査が受けられるかどうか、事前に病院に確認しておくとよいでしょう。ＭＲＩは、脳腫瘍や脳出血、脳梗塞など、実にたくさんの脳の病気を調べることができます。

一方、脳動脈瘤の有無を診断するには、このＭＲＩの原理を利用して、特に脳や首の血管を撮影するＭＲ血管《エムアールけっかん》造影《ぞうえい》（MR angiography：ＭＲＡ《エムアールエー》）を行います（図2-1）。ＭＲＡは、後述するＣＴ血管造影やカテーテル（検査のための細い管）を使う血管造影検査ほど画質が鮮明ではありませんが、造影剤を点滴することなく血管を写し出すことが可能ですので、まず外来で脳血管を調べる際によく行われます。ちなみに造影剤とは、レントゲン（X線撮影）に写る液体で、それを血管の中に入れることでレントゲンで血管の形がわかるわけです。造影剤を用いると血管の病気の正確な診断ができますが、アレルギーや腎臓障害などを発症する可能性があります。MRAではこの造影剤を使わなくてもよいためとても安全なのです。

✦コラム③✦

MRIの優劣について

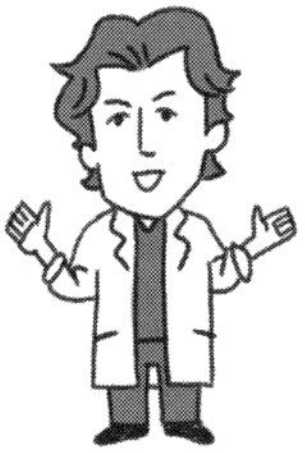

MRIにもいろいろな機種があるのをご存じですか？　車と一緒で、機種によって性能や値段がそれぞれ違うのです。一般的に超伝導磁石を用いた（1・5テスラや3テスラなど）MRIは画質がいいです。一方、永久磁石を用いた（0・5テスラ以下）MRIは、超伝導磁石に比べて画質が劣ります。テスラは磁力の強さを示す単位です。自分が検査を受けるMRIが何テスラかがわかれば、ある程度、そのMRIの画質を知ることができます。特に脳ドックを受けるときにはこれを確認するといいでしょう。いくら診断するのが名医でも、元の画像が悪ければ診断精

度も悪くなるからです。最近のMRIは全般に画質がよくなっており、0・5テスラでもよい画質が得られる場合もありますが、やはりパワーの弱い機械のMRI、MRAは画質が劣ることが多いので注意してください。

ちなみに私も何度かMRIを受けたことがあります。造影剤の注射も不要ですから、台の上に横になるだけなのですが、検査中は「ガー！」「カンカンカン！」とけたたましい音がします。検査の後、技師さんに「もっと静かな機械はないの？」と尋ねたら、「何言ってるんですか」と、笑われてしまいました。

でも本当はあるといいですよね。「大きな音が怖い」と思う人は結構いらっしゃるんじゃないかと思います。誰か、静かなMRIを開発してくれないかな？ 皆さんはどう思いますか？

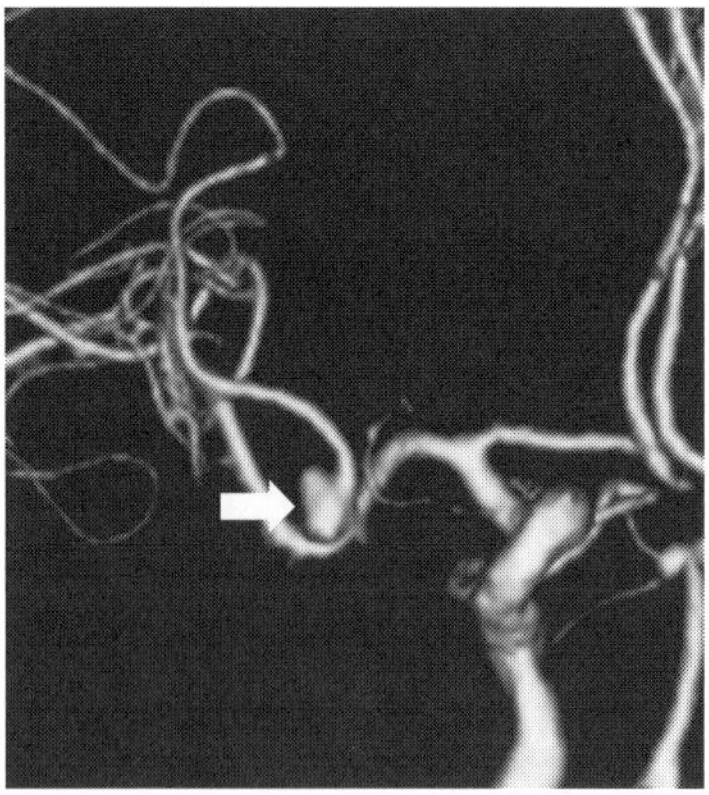

図 2-2　CTA 画像

矢印の部分に脳動脈瘤を認める．MRA よりも画像が鮮明である

CT血管造影検査

MRAで動脈瘤の存在が疑われたら、次に行うのはCT《シーティー》血管造影（computed tomography angiography：C《シー》T《ティー》A《エー》）検査です。造影剤を点滴しながらCT検査[1]を行うことで、頭や首の血管を調べることができます（図2-2）。

このCTAは、血管が鮮明に写りますので、脳卒中の原因となる血管異常（脳動脈瘤や血管の狭窄など）を高い確率で診断することが可能です。CTAは、次に説明する脳血管撮影と違い、カテーテルを体に入れることがないので、極めて低いリスクで脳血管の精密検査ができます。

ここで「極めて低いリスク」といった理由は、何十万人に1人の割合で造影剤に対して重度のアレルギーを起こすことがあるためです。したがって検査前にアレルギーに関する問診が必要ですし、ぜんそくや重度のアレルギーのある人は検査を行うかどうか医師とよく相談する必要があります。軽度のアレルギー歴のある人で検査を希望される場合には、ステロイド（副腎皮質ホルモン剤）を注射してから検査を行うこともあります。また、造影剤は腎臓から排泄されるので、採血で腎臓の機能に問題がないかどうかを調べます。

最近はCT装置の性能がよくなり、CTAだけで手術の適応を決定することもあります。しかしこの検査にも弱点はあります。頭蓋底部、つまり頭の最深部の骨に接するような動脈瘤は見逃される可能性があるのです。また非常に細い血管はCTAでは写りませんので、手術や血管内治療には情報が不足することがあります。

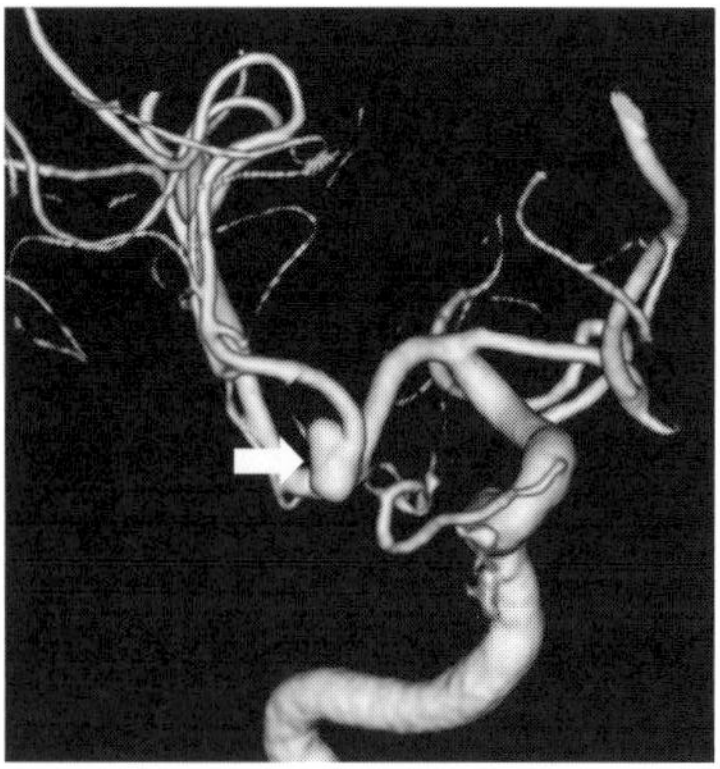

図 2-3　脳血管撮影

矢印の部分に脳動脈瘤を認める．CTA よりもさらに鮮明な画像で，周辺の細い枝も見える

脳血管撮影（脳血管造影）

脳血管撮影は、足の付け根や、肘または手首の動脈からカテーテルを入れて行います。心臓など、他の血管の検査でもよく行われているので、「カテーテル検査」という言葉はご存知の方が多いかもしれません。脳の場合には、足や腕から入れたカテーテルを首の辺りの血管（頚動脈や椎骨動脈）まで誘導して、そこから造影剤（CTAで使うのと同じもの）を注入してレントゲン撮影を行います（図2-3）。

脳血管撮影は古くから行われている

方法ではありますが、ＣＴやＭＲＩ（ＭＲＡ）より鮮明な画像が得られるため、現在でも最終検査となっています。他の検査で診断がつかなかった疾患が、この検査で診断されることもあるからです。しかも現在では検査機器の進歩もあって、ずいぶん安全になりました。ただそれでも、脳血管撮影では千例に数例の割合で合併症が起きるとされており、特に脳梗塞を合併することが多いと報告されています。私自身はこれまで数千例の患者さんに脳血管撮影による検査を行ってきましたが、重度の合併症はありません。しかしこの検査の合併症はやはり一定の確率で起こり、その割合は患者さんの動脈硬化の程度や術者の技量に依存します。

このように、脳動脈瘤の検査法にはＭＲＡとＣＴＡ、そして脳血管撮影の３つがあり、この順に体に与える影響は増えますが、診断の確実性も上がることになります。

✦コラム④✦

カテーテルの腕を磨くには?

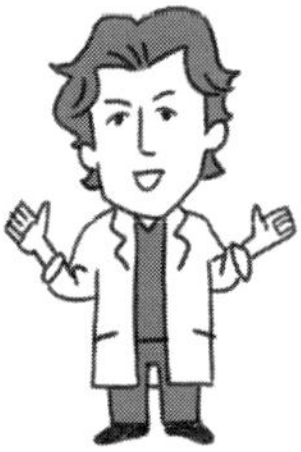

脳血管撮影の安全性・確実性は、術者の技量に大きく依存します。カテーテルやワイヤーの選択に始まり、いろいろな器具の使い方の習得が必要で、多くのコツがあり、なかには「巧みの技」ともいうべきテクニックもあります。

これまで私自身が最も多く脳血管撮影を行ったのは、国立循環器病センター(現・国立循環器病研究センター、国循)にレジデント(研修医)として在籍していた頃です。毎日、多くの患者さんのカテーテル検査を行っていました。というか、それしか仕事がないときもありました。当時、脳血管撮影という仕事は、先輩の先生たちからすれば、手術の前段階の「雑用」というとらえ方をされていたように思いますし、やはり1日に何回も検査を担当するとわずかながらも放射線に被曝するリスクもあるので、気が進まない仕事の一つとされていました。当時はカテーテルを使った脳の治療はほとんど行われていなかったので手術トレーニングにならなかったのです。ですから自ら進んでカテーテル検査をするうちに、「じゃあ、この症例もやってくれ」と徐々に頼まれるようになりました。

先輩たちには「雑用」で「気が進まない仕事」だったかもしれない検査ですが、そうして1日何件もこなしていくと、だんだん検査時間が短くなり、そのうち「カテーテルが入らない血管」はなくなってきました。そして他の先生たちがカテーテルを入れられないときには、検査室に呼ばれるようになりました。近くの病院にアルバイトにいったときにもカテーテル検査を頼まれるようになり、1日10件もやることがありました。ちなみにすべて無償でしたが……(泣)。

他の先生たちには「雑用」であったかもしれないこの検査ですが、当時の国循の脳血管撮影の半分以上を自分がやっているということに気づいたときは、ちょっと誇らしく思いました。そして、この時期の経験が、後に脳血管内治療の習得の役に立ったことはいうまでもありません。カテーテル検査がうまい人は、カテーテル治療もすぐにうまくなるのです。あたり前ですよね。検査や手術は、ある意味スポーツみたいなものです。最初にいい方法を学んで、毎日のように数多くやっていると、だんだんうまくなるのです。

若手や中堅の医師ではどうしてもカテーテルが目的の血管に入れられず、私が交代してさっと入れたときは今でも誇らしい気分になります。ほんと、自分でも単純だと思います。ただ私自身の「脳血管撮影における合併症ゼロ記録」は今も続いていますよ。もっとも最近では、カテーテルの技術を磨くため若手の先生たちが進んで行ってくれるので任せることが多いですけどね！

2 血管は細くないか

脳の血管や、頚動脈などの首の辺りの血管が細いと、それが原因で脳梗塞を起こすことが知られています。このため脳梗塞予防のためには、脳血管と首の血管の両方を調べることが重要です。頭のＭＲＡ検査だけを受けて、「異常なし！」と判断するのは早計なのです。頭の中は大丈夫でも、その手前の血管、つまり頚動脈や椎骨動脈などが細くなっていないか、検査を受けましょう。ここでも、先ほどのＭＲＡ、ＣＴＡ、脳血管撮影が活躍しますが、他に次のような検査もあります。

頚動脈超音波検査

頚動脈は超音波（エコー）でも、あごの近くの一定の範囲であれば検査できます（図2-4）。この検査法はベッドサイドや外来で簡単に行えるので、とても便利です。皆

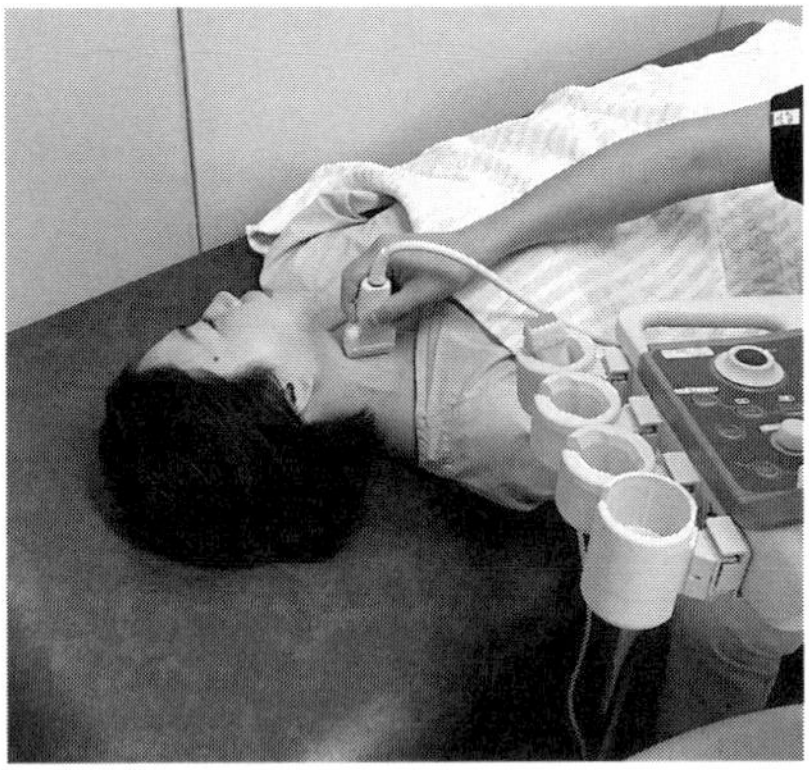

図 2-4　頸動脈超音波（エコー）検査
ベッドサイドで簡単に行える，体に優しい検査である

さんも、「おなかの中の赤ちゃんをみる検査」といえば、おわかりになるかもしれません。ペタペタとゼリーのようなものを塗って行う、あの検査です。画像は主に白黒で、粗い感じですが、体には無害な検査法です。しかも機器の進歩に伴って情報量が増加してきました。これからはさらに超音波の時代になると思います。

脳血流検査

脳の血管が詰まっていたり、極めて細かったりする場合には、その先の脳の血のめぐり（脳血流）が悪くなることがあります。そして、脳血流が極度に低下していると、脳梗塞の再発率が高くなることが知られています。脳血流が低下している状態で、血圧が下がったり、脱水になると、脳梗塞になってしまうのです。このようなリスクが考えられるときには、精密検査として脳血流検査を行います。ＰＥＴ《ペット》やＳＰＥＣＴ《スペクト》といった画像検査が有名ですが、脳血流を調べる場合にはＳＰＥＣＴなどが保険適応になっています。

3 心臓は大丈夫か

心臓超音波検査

脳梗塞のうち最も重症なものは「心原性脳塞栓症」で、多くの場合、不整脈、特に心房が小刻みに震える心房細動によるものであることが知られています。心臓超音波検査で心臓内に血栓を認めたり、乱流を確認すれば、起こした発作が心原性脳塞栓症である可能性が高いと診断できます。

ただし超音波を胸に当てて検査する方法（経胸壁心エコー）では心臓内の血栓検出率が低いため、胃カメラのように管を飲み込んで調べる方法（経食道心エコー）を受ける必要があります。食道は心臓のすぐ裏側を通っているので、心臓の微細な構造をとらえることができるのです。のどの局所麻酔が必要で、麻酔の効果が切れるまでに2～3時間かかりますが、外来でできる検査です。経食道心エコー検査は心臓の専門医（循環器内科医）が行う施設が多いのですが、脳血管専門の内科医が検査する病院もあります。

ホルター心電図（長時間心電図）検査

見逃されやすい不整脈は、「普段は不整脈は出ないけど、時々出る」というタイプで、発作性心房細動がその代表です。1日のうち2～3分しか不整脈が出ないとか、何カ

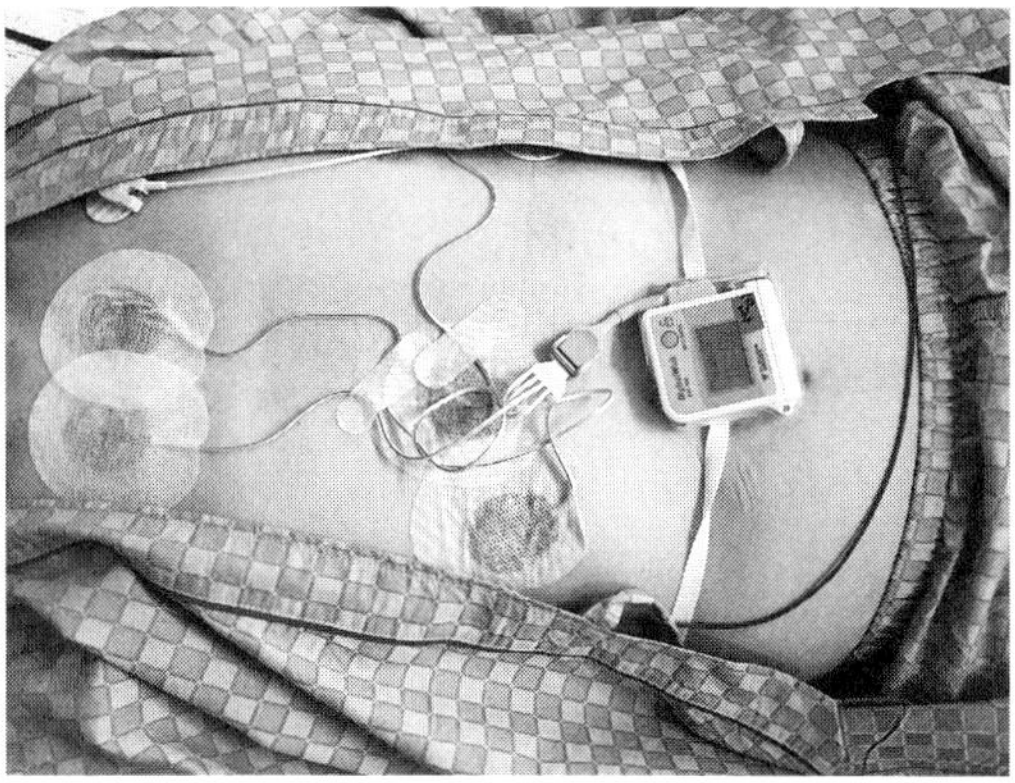

図 2-5　ホルター心電図

1～2日おなかの辺りにつけたり，首から下げておく必要がある

月に1度しか出ないという場合もあるのです。しかし、こういったタイプでも重症の脳梗塞を起こすことがあるためやっかいです。

発作性の不整脈を診断するには、まず24時間継続して記録することができるホルター心電図検査を行います（図2-5）。この検査法では箱のような装置をおなかの辺りにつけて1～2日院内で過ごし、その間の心電図をすべてチェックすることで不整脈を見つけます。

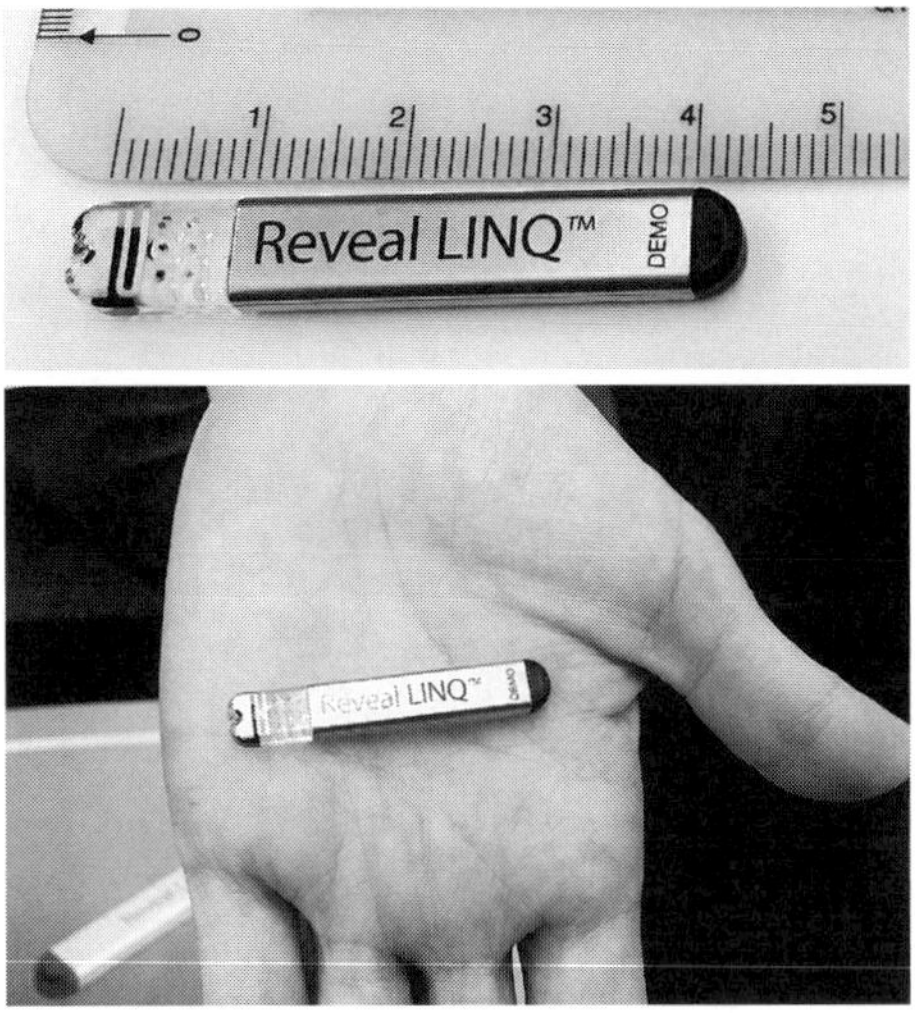

図 2-6　埋め込み型心電図計

埋め込み型心電図検査

最近、わが国で保険適応になった新しい検査法です。ホルター心電図は長くても2日ぐらいの検査ですが、次の不整脈が1週間、あるいは1カ月以上経ってから出る人が少なくありません。そういった方の不整脈を見逃さないようにするために開発されたのが、体内埋め込み型心電図計です（図2-6）。小指よりも小さい、コンピュータのUSBメモリのようなものを胸の皮膚の下に埋め込みます。この小さな機器で何と3年間、心電図をモニターできるのです。そして発作の出たときだけ自動的にコンピュータに心電図の波形が送られます。診断がついたら取り出すことが可能です。この機器によって、発作性心房細動の診断率が飛躍的に上がり始めています。医学の進歩はすごいですね！

＊　＊

以上、この章では「自分自身の体を調べる」ことについて、詳しく紹介しました。脳卒中になってしまう前にぜひ自分の体を調べましょう！

脳ドックを受けるのが手っ取り早いのですが、すでに別の病気で病院にかかっている場合には、かかりつけのお医者さんに相談するのもいいかもしれません。

私の勤務する兵庫医科大学にも人間ドック専門の施設がありますので、関西地区にお住いの方はぜひご利用ください。あるいは、次に挙げる私の外勤先（2018年1月現在）でも検査が可能です。

・兵庫医科大学 健康医学クリニック（兵庫県西宮市池開町3―24 ☎0120―682―701）
・松本脳神経外科クリニック（兵庫県西宮市田代町11―3 ☎0798―69―1451）
・大垣徳洲会病院（岐阜県大垣市林町6―85―1 ☎0584―84―2062［予約センター］）
・横浜新都市脳神経外科病院（神奈川県横浜市青葉区荏田町433 ☎045―911―2011）

この章をお読みになったらぜひ一歩踏み出して、脳の検査を受けてくださいね！

さて、A子さんのお父さん、頸動脈狭窄症と脳動脈瘤があるということで、とても心配です。次の章では健康管理のコツを学びましょう！

（1）X線で撮影し，コンピュータ処理を加えた画像検査．脳を輪切りにしたように見ることができる．CTAはこのCT検査を応用して脳の血管を調べる．

脳卒中をやっつけろ 五か条

その三　危うきを避け

～危険因子を避けよう！

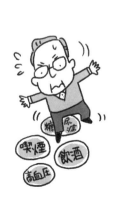

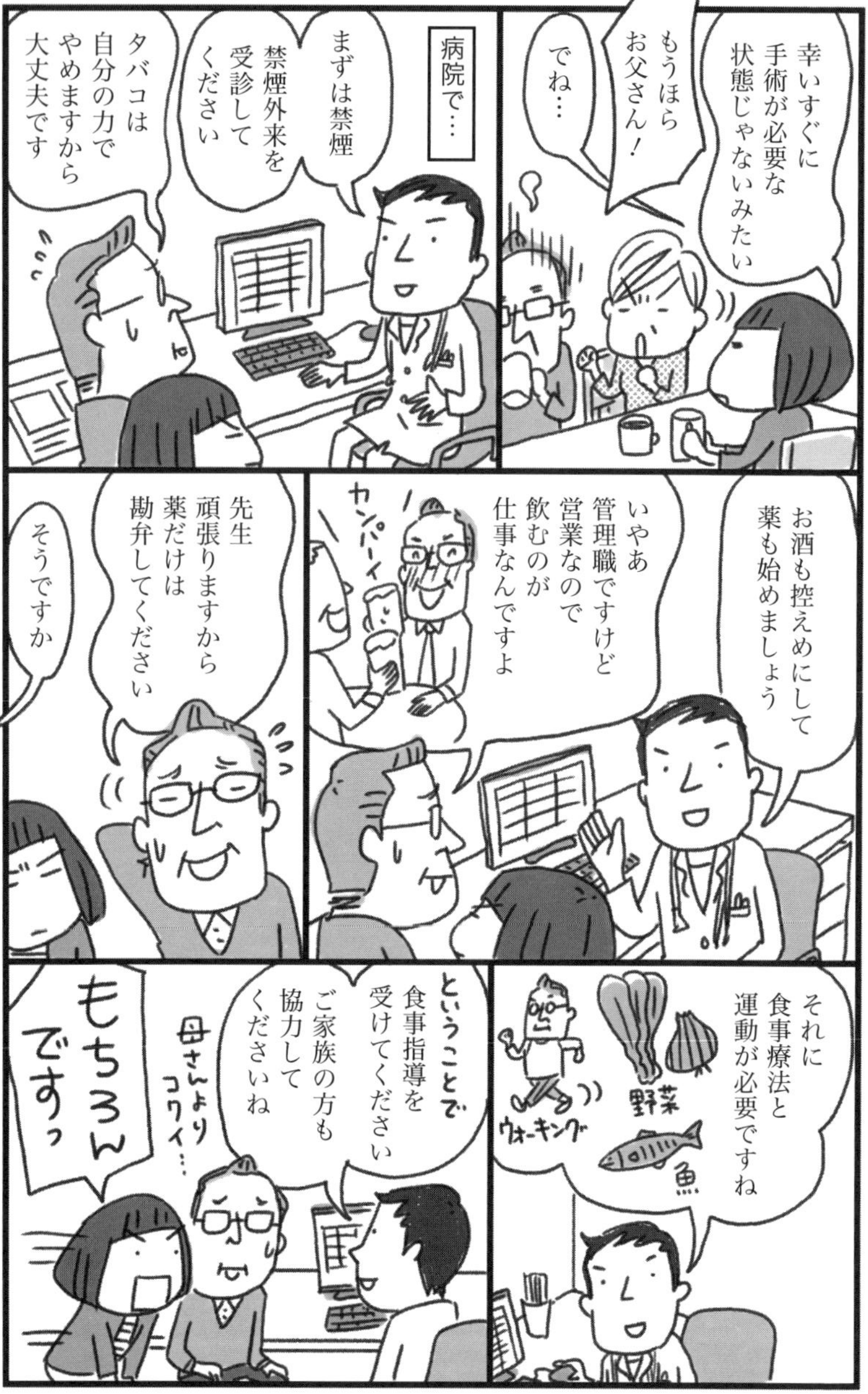
幸いすぐに手術が必要な状態じゃないみたい
もうほらお父さん!
でね…
病院で…
まずは禁煙
禁煙外来を受診してください
タバコは自分の力でやめますから大丈夫です
お酒も控えめにして薬も始めましょう
いやあ管理職ですけど営業なので飲むのが仕事なんですよ
カンパーイ
先生頑張りますから薬だけは勘弁してください
そうですか
それに食事療法と運動が必要ですね
ウォーキング
野菜
魚
ということで食事指導を受けてくださいご家族の方も協力してくださいね
母さんよりコワイ…
もちろんですっ

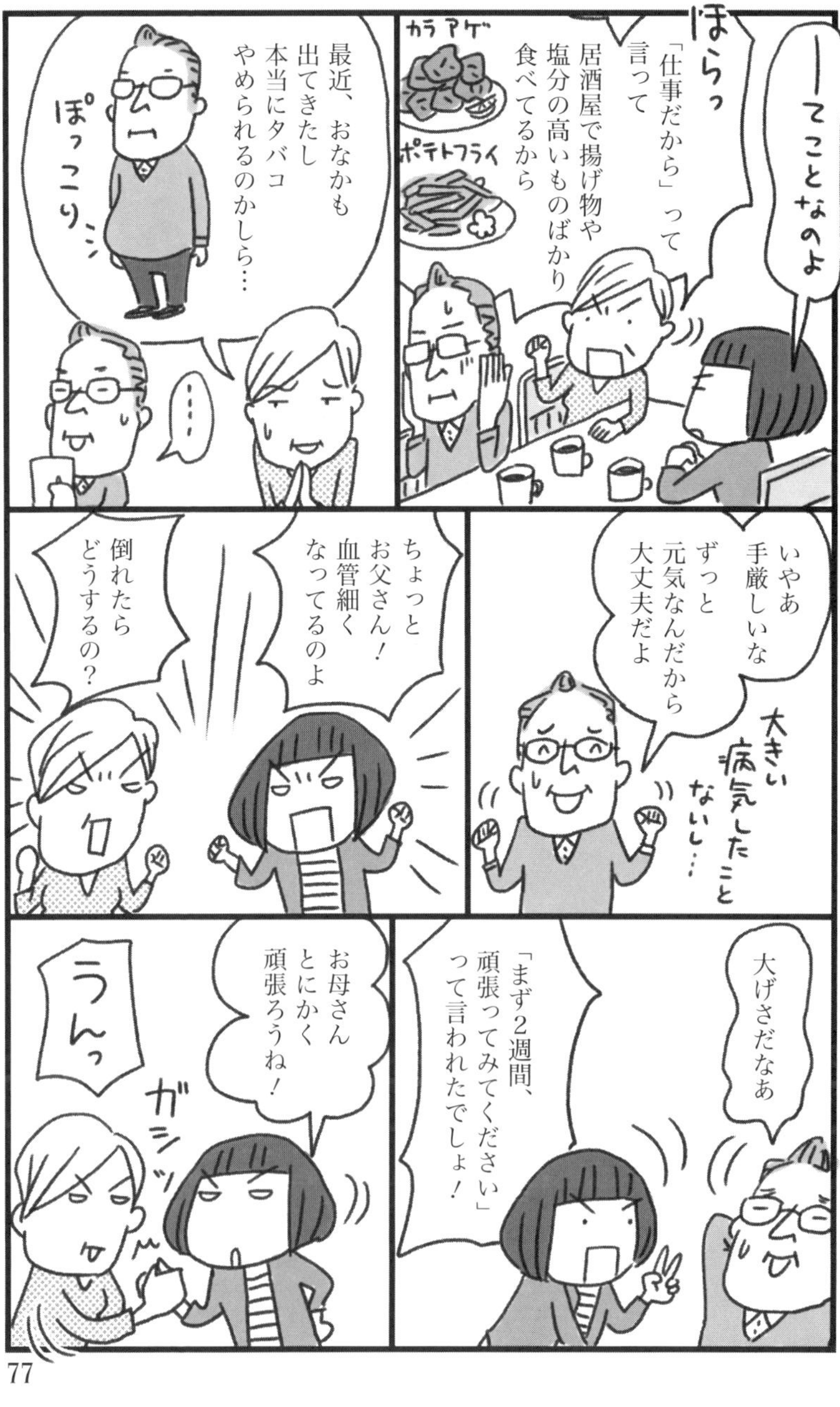
ほらっ
「仕事だから」って言って居酒屋で揚げ物や塩分の高いものばかり食べてるから
カラアゲ
ポテトフライ
ーーってことなのよ
最近、おなかも出てきたし本当にタバコやめられるのかしら…
ぽっこり
…
いやあ手厳しいなずっと元気なんだから大丈夫だよ
大きい病気したことないし…
ちょっとお父さん！血管細くなってるのよ
倒れたらどうするの？
大げさだなあ
「まず2週間、頑張ってみてください」って言われたでしょ！
お母さんとにかく頑張ろうね！
ガシッ
うんっ

その三　危うきを避け～危険因子を避けよう！

いよいよ、A子さんのお父さんの脳卒中予防が始まりましたね！　本人はいまいち乗り気でない様子ですが、A子さんとお母さんはやる気満々ですね。ぜひ、本人にも頑張ってほしいものです。

さて「脳卒中をやっつけろ五か条」、その三は「危うきを避け」、つまり「脳卒中の危険因子を避ける」ことです。脳卒中の一般的な危険因子として、表3-1にあるようなものが知られています。これらを避けることで、脳卒中になりにくい体にするわけです。これはどなたにも関係することですので、一つずつ解説していきたいと思います。

1 高血圧

数多くある脳卒中危険因子の中でも最も重要とされるのが高血圧です。血圧が140／90㎜Hgを超えていると脳卒中になるリスクが高いと判断されます(図3–1)。特に上の血圧[1]が180㎜Hg以上、あるいは下の血圧[2]が110㎜Hg以上の方は極めて脳卒中になるリスクが高い状態にあります。放置すると危険ですので、すぐに治療を開始してください。

高血圧は血管の中の圧力が高く、血管にかかる負荷も高いわけですから、脳出血やくも膜下出血に関係することは容易に想像がつきますが、実は脳梗塞においても最大の再発危険因子とされています。高血圧によるダメージで血管の壁がもろくなり、血栓ができやす

表3–1　脳卒中の危険因子

1）高血圧
2）糖尿病
3）脂質異常症
4）喫煙
5）大量の飲酒
6）心房細動

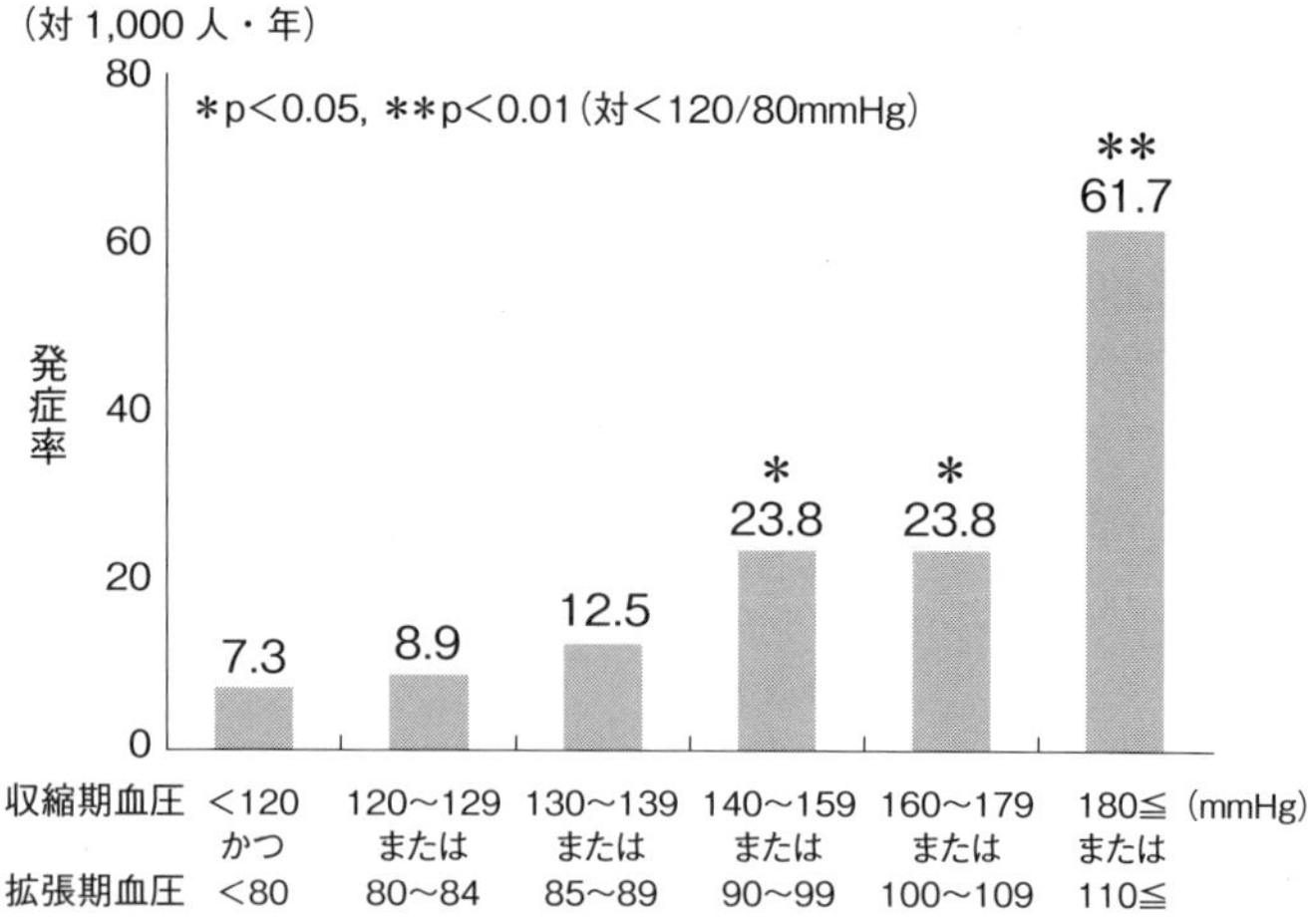

(Arima H, et al: Arch Intern Med 163: 361-366, 2003 の久山町疫学調査より作図)

図 3-1 血圧と脳卒中の関係

60 歳以上の男女 580 名を対象に 32 年間追跡した調査．血圧が高いほど脳卒中の発症率も高まり，その差は 8 倍以上にもなる

くなるからです。つまり、高血圧を治療することは、すべての脳卒中の予防に有効なのです。140／90㎜Hg以上の血圧の方は、今日から血圧を管理しましょう！

ところで皆さん、血圧はいつ測っていますか？ 私の外来で患者さんに質問したところ、「病院の外来だけです」、「仕事場で昼休みに測っています」、「スポーツジムに行ったときに測ります」など、いろいろな答えが返ってきました。本当はいつ測ったらよいのでしょうか？

実は、自宅で測るのが一番よいのです。意外だったかもしれませんね。医学的には家で測る血圧のことを「家庭血圧」と呼んでおり、一番リラックスした状態で測ることの血圧を重要視します。家庭血圧では、少し低めの135／85㎜Hg以上が高血圧の目安になります。

それでは「家庭血圧」の測り方を紹介します。朝（起きてから1時間以内、排尿後、朝の服薬前、朝食前）と夜（就寝前）の1日2回測ります。1〜2分座って安静にしてから測りましょう。朝・夜とも同じ条件で2回測って、それぞれその平均を記録します。測定位置は、心臓と同じぐらいの高さにしてください（図3-2）。これを毎日記録して、かかりつけ医の外来受診時に持参すれば正確な血圧管理ができます。血圧の高い方は、ぜひ明日から実行してください。血圧はノートやメモ帳に記録してもいいのですが、病院や薬局に行けば、無料の血圧手帳が手に入りますし、スマホのアプ

朝

・起きてから 1 時間以内
・排尿は済ませて
・朝食やお薬を飲む前に
・1〜2 分座って安静にして
　測ります

夜（就寝前）

・1〜2 分座って安静にして
　測ります

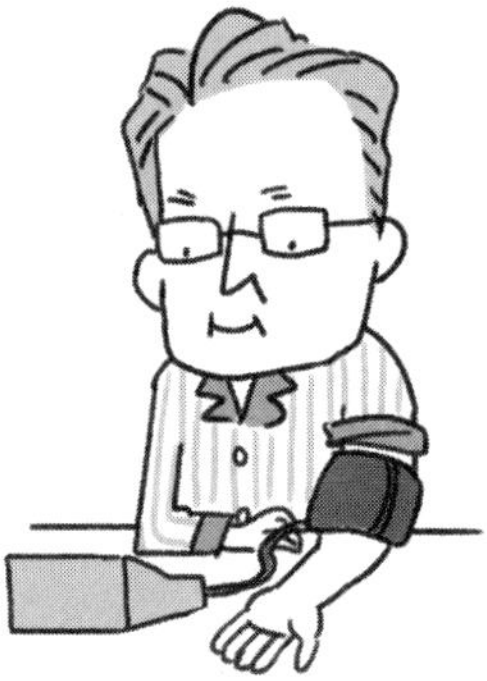

＊かかりつけ医や主治医の先生の指示があれば，そちらに従ってください

図 3-2　自宅で血圧を測ろう！

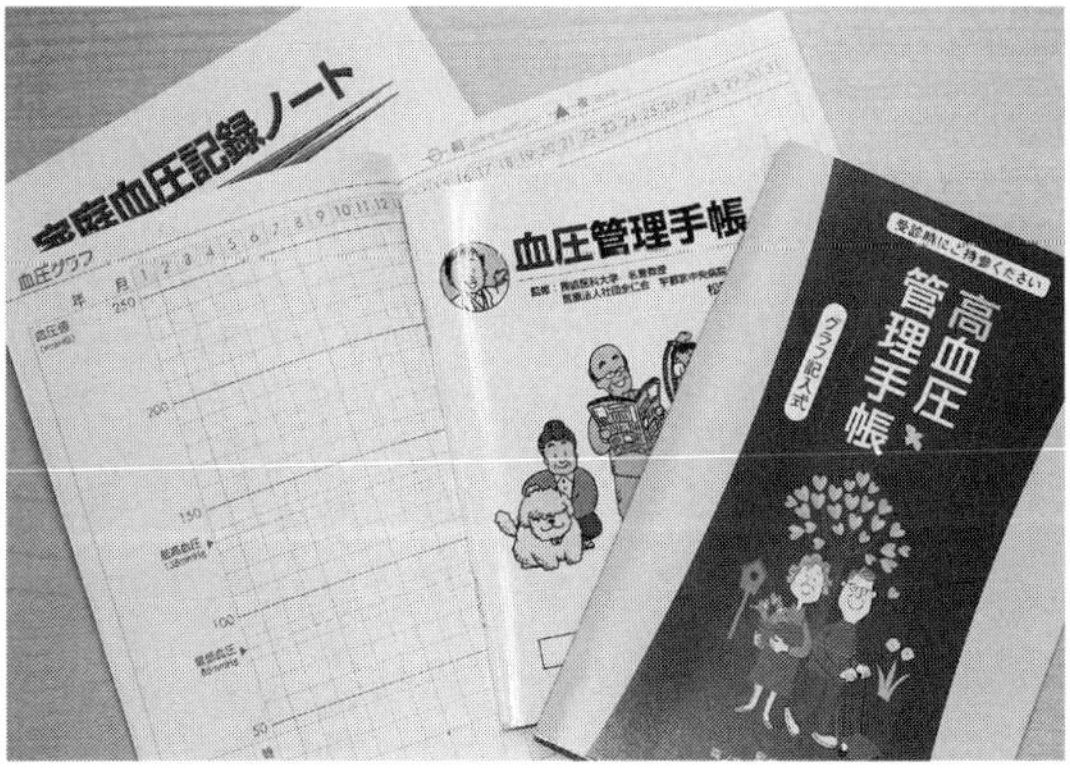

図 3-3　血圧を記録しよう！

りとしても提供されています。グラフにつける形式など、さまざまなものがありますので、気に入ったものを探して活用してください（図3-3）。

ところで皆さん、「白衣高血圧」ってご存知ですか？　そう、病院に行くと血圧が上がってしまうことをいいます。病院って緊張するんですよねー。そうならないように私たちは気を使っているのですが、なかなか難しいようです。ということで、病院の外来で測定した血圧は、残念ながら普段の血圧ではありませんので、血圧管理には使いにくいのです。でも測らないよりはいいですから、ぜひ記録しておいてくださいね。

血圧を下げるには、何といっても生活習慣の改善が一番です。

まずは減塩。塩分は1日6g未満に抑えましょう。もちろん、バランスのとれた食事も大切です。コレステロールや飽和脂肪酸《ほうわしぼうさん》の多い動物性脂肪の摂取を控え、青魚を積極的に食べるといいですね。また野菜や果物は積極的に食べるようにしてください。ただし、重い腎障害や、肥満・糖尿病などがある場合には食べ過ぎに注意しましょう。

そして、肥満は高血圧にとっても大敵です。体重を減らして、ＢＭＩが25未満になるようにしましょう。ＢＭＩは、体重（kg）÷〔身長（ｍ）〕^{2}で計算します。たとえば、１７０cmで70kgなら、70÷（１・７）^{2}＝24・２になります。肥満にならないためにも、毎日30分程度の適度な運動と、節酒、禁煙を続けてください。

お気づきの方もいらっしゃるかもしれませんが、これらの高血圧予防は、脳卒中予防の項目とも重なってきます。それでは、引き続き解説していきましょう。

✦コラム⑤✦

家庭血圧の正常値について

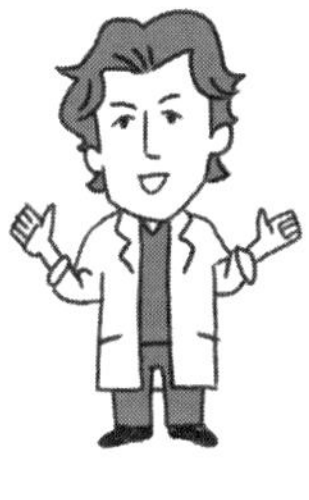

私のブログに患者さんから次のような質問がありました。

「自宅で測るときの血圧の目安を教えてもらえないでしょうか？ 現在150／85ぐらいが多いです。よろしくお願いいたします」

このご質問に、脳卒中内科医のY先生から左記のごとく、ご回答いただきました。すばらしいコメントですので紹介いたします（Y先生、ありがとうございました）。

私は脳卒中を専門とする内科医です。お忙しい吉村先生の代わりに家庭血圧についてお答えします。

一般に高血圧は140／90㎜Hg以上とされていますが、家庭血圧での基準は異なります。

家庭血圧では朝・晩それぞれの平均値135／85㎜Hg以上が高血圧、135／85㎜Hg未満が正常域血圧としています。また125〜134／80〜84㎜Hgは正常高値血圧で、将来高血圧に移行する可能性ありと判断します。125／80㎜Hg未満は正常血圧です。


血圧は常に変動するものですから、一度測定して高値が出ると、たいていはもう一度測定しますよね。そして2回目は下がる場合が多いです。この2回目の下がった値を血圧手帳に記載したくなると思いますが、『高血圧治療ガイドライン2014』では原則2回測定して、その平均値をとると記載されています。また、複数回測定した場合には、すべての値を記載しましょう。

② 糖尿病

次の危険因子は糖尿病です。糖尿病という病名はご存知だと思いますが、どのような病気か、いまいちよくわからないという意見を聞きます。

糖尿病とは、読んで字の如く「糖が尿に出る病気」です。しかし実際には糖が尿に出ることよりも、血液中の糖分が高いことのほうが問題なのです。

糖尿病の症状としては、①血糖が高いことによるものと、②高血糖が長期間続くために起きるものがあります。

まず①としては、のどの渇き（口渇）や尿が多く出る状態（多尿）が代表的です。重症の人では、血糖が極度に高くなって意識障害をきたすこともあります。

次に②としては、高血糖が長期間続くことで徐々に体中の血管、特に細い血管（微小血管）が障害され、目や腎臓など体中のさまざまな臓器に障害を起こします（図3

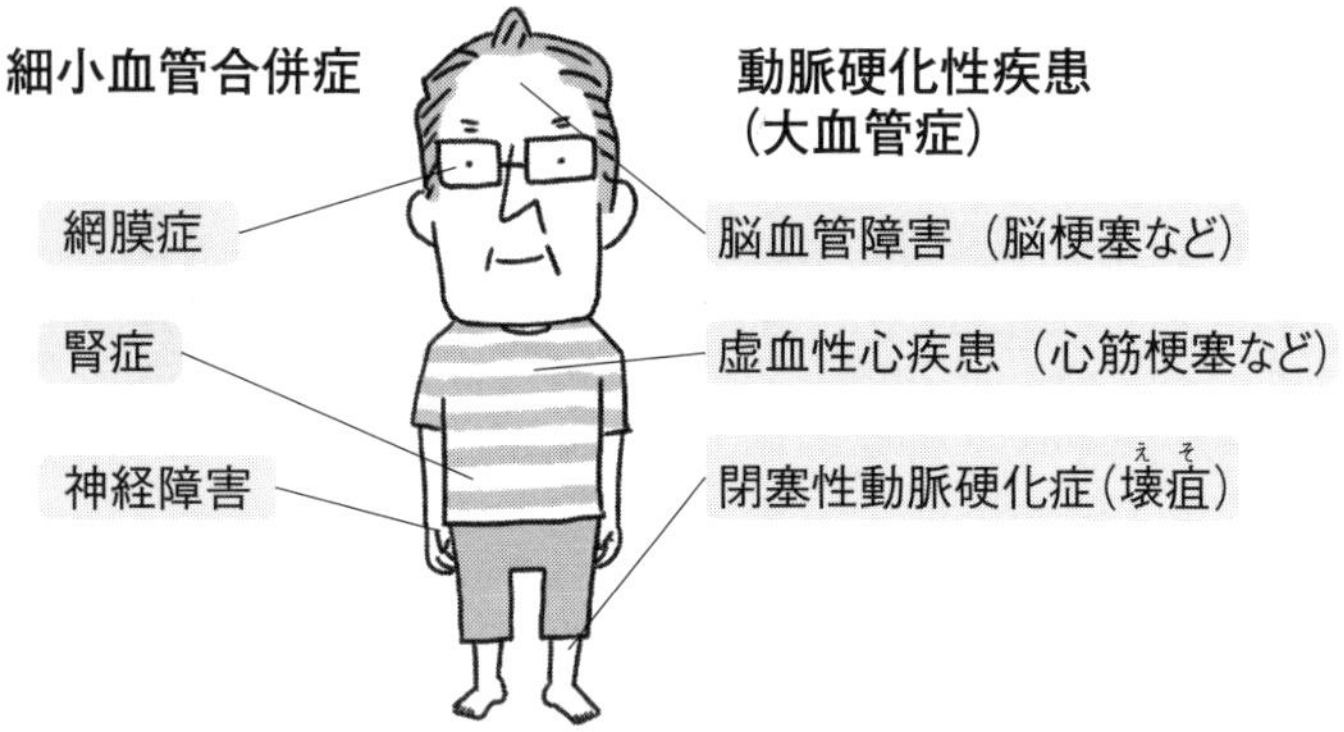

図 3-4　糖尿病の合併症

脳だけでなく，心臓，腎臓，足の血管が詰まってくる．
目や神経も障害される

−4）。体の臓器はすべて血管から栄養を受けていますから、糖尿病の影響は全身に及ぶのです。糖尿病自体にはほとんど症状がないのに、さまざまな病気を発症することから、「糖尿病はサイレントキラー（静かな殺し屋）」と呼ばれています。

以上のことから、糖尿病治療の主な目的は、普段の症状を抑えることではなく、全身の合併症を防ぐことにあります。糖尿病の怖さがおわかりになったでしょうか。健康診断の結果で「糖尿病の疑いあり」と出たら、症状がなくても、すぐに専門医を受診しましょう！

さて糖尿病には「1型糖尿病」と「2型糖尿病」という2つのタイプがあります。「1型糖尿病」は、血糖を下げるインスリンが何らかの理由によって出なくなってしまうことが原因で起きます。これは小児や若い人に発症することが多いタイプです。一方、「2型糖尿病」は、インスリンは出ているのですが、肥満などによってインスリンの効きが悪くなったり、インスリンの量が減少することが原因で起きます。こちらは生活習慣が原因で、中高年に多いタイプです。

日本では、糖尿病患者の8割以上は「2型糖尿病」で、生活様式の変化で増加傾向にあることが知られています。厚生労働省による2014年の調査では、日本の糖尿病の患者さんの数は、なんと300万人以上ということです。魚や野菜をずっと食べてきた我々日本人が、洋式の脂質の多い食事を多くとり始めたことが原因なのかもしれません。たとえばハンバーガーやフライドポテトはおいしくて私も好きなのですが、一般的に和食よりもハイカロリーです。皆さん、こういったものの食べ過ぎでメタボにならないよう気をつけましょう！

さて次は、糖尿病の治療についてお話しします。といっても私は専門家ではありませんから、一般的なことを紹介します。

血糖をコントロールするためには当然、血糖値を測定する必要がありますが、そのためには採血しなければなりません。注射針を刺すのは痛いですから、毎日となると大変です。重度の糖尿病の方やインスリンの導入時などは仕方がないとしても、食事療法や内服治療を受ける場合には、頻繁な採血は避けたいものです。でも血糖値は1日の中でも大きく変化することが知られています。

最近、血糖値のよい目標とされる数値があります。それはＨｂＡ１Ｃ（ヘモグロビンエーワンシー）というもので、過去1～2カ月の血糖値の状態がわかる値なのです。ＨｂＡ１Ｃを測定することで、血糖値が大きく変動するタイプの糖尿病も診断することが可能です。

では、糖尿病を患っている方が合併症を予防するには、ＨｂＡ１Ｃはどのぐらいにコントロールするのがよいのでしょうか？ 私は「ＨｂＡ１Ｃを７％未満にコントロールしましょう」と指導しています。最近の調査の結果、７％より低い数値を目指すと低血糖発作も増えてしまうことがわかってきたからです。皆さん、専門の先生と一緒にがんばってください！

3 脂質異常症

次は脂質異常症です。脂質異常症とは、血液中に含まれるコレステロールや中性脂肪などの脂質が過剰、もしくは不足している状態を指します。

健康診断で血液検査をしたとき、コレステロール値は気になりますよね。テレビや新聞でも、毎日のように「コレステロール値を下げる」食材や飲料が取り上げられています。でも実はコレステロールというのは決して悪いものではなく、私たちの体の中にあるさまざまな細胞の膜やホルモンなどの原料であり、体を維持するために必須のものなのです。

コレステロールは脂質、要するに「油」なので、そのままの形では水（血液）に溶けません。このため、コレステロールは水と親和性のあるタンパクと結合して、水になじみやすい安定した形態（リポタンパク）として、血液中に存在しています。コレステロールはこのリポタンパクの比重によって、5つに分類されています。

その中で動脈硬化を悪化させる成分がLDLコレステロールです。LDLコレステロールは、高値の場合には動脈硬化を進行させるので、「悪玉コレステロール」と呼ばれています。悪玉コレステロールは血管病の大敵です。でも安心してください。私たちの血液の中には「善玉コレステロール」といわれるHDLコレステロールもあります。善玉コレステロールは、血管の中を掃除してくれる味方なのです（図3-5）。

脂質異常症は、以前は「高脂血症（高コレステロール血症）」と呼ばれていましたが、この善玉コレステロールが少ないことも病気と関係することがわかってきたので、名

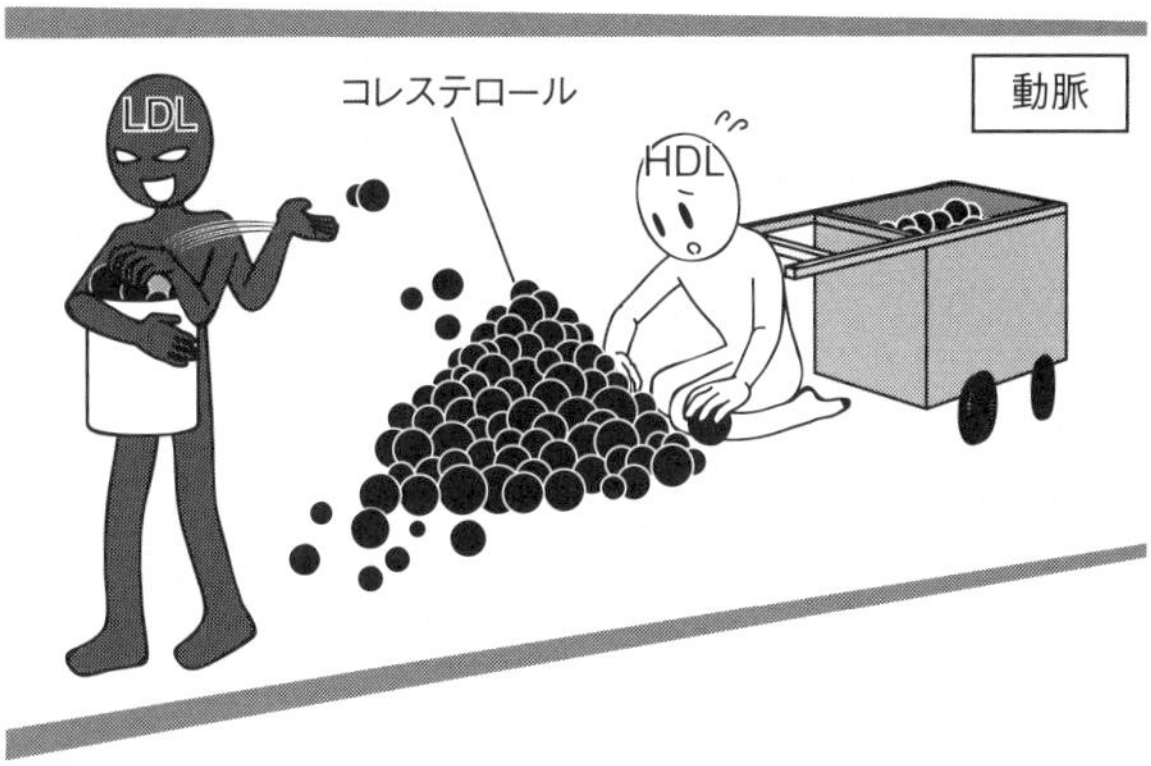

図 3–5 悪玉コレステロールの増加に注意

悪玉コレステロールが多いと，動脈硬化が進みやすくなる．それに対し，善玉コレステロールは，血管の中を掃除してくれる

称が変更されました。

そう聞くと、「悪玉であるLDLコレステロールを減らして、善玉であるHDLコレステロールを増やしたい！」と思いますよね。「あなたの血液の中には悪玉成分が多い」なんて言われたら、誰でも気になるわけです。実は私も悪玉コレステロール値が高いので、とっても気になっています（笑）。私自身が悪玉コレステロールをやっつける必要があるので勉強しているのです。

さて、悪玉コレステロール値が高

ければ動脈硬化が進行するのですから、脳卒中になりやすそうですよね？ 私もそう思っていましたが、調べてみると悪玉コレステロールは脳卒中に関係があるとする説とそうでないとする説があります。ただ、悪玉コレステロール値が高いと心臓の血管（冠動脈）の動脈硬化は進行しますし、脳や頸動脈などの動脈硬化も進行することは確実です。

悪玉コレステロール値を下げるにはいろいろな方法があります。その基本となるのが食事療法です。体に悪い脂質を減らし、体にいい脂質を増やす食事法があるのです。ぜひ取り入れたいですね！ 具体的には、まず「飽和脂肪酸《ほうわしぼうさん》」の多い食べ物を減らすことが重要です。なぜなら、飽和脂肪酸はとり過ぎると悪玉コレステロール値を増やす作用があり、動脈硬化の大敵だからです。ただ、飽和脂肪酸といわれても何のことなのか、ピンとこない方も多いと思います。具体的にどんなものに含まれているかというと、肉の脂身、バター、ラード、生クリームなど、「動物性の油」に多く含まれています（図3-6）。悪玉コレステロール値が高い人は、できるだけ脂肪分の少ない

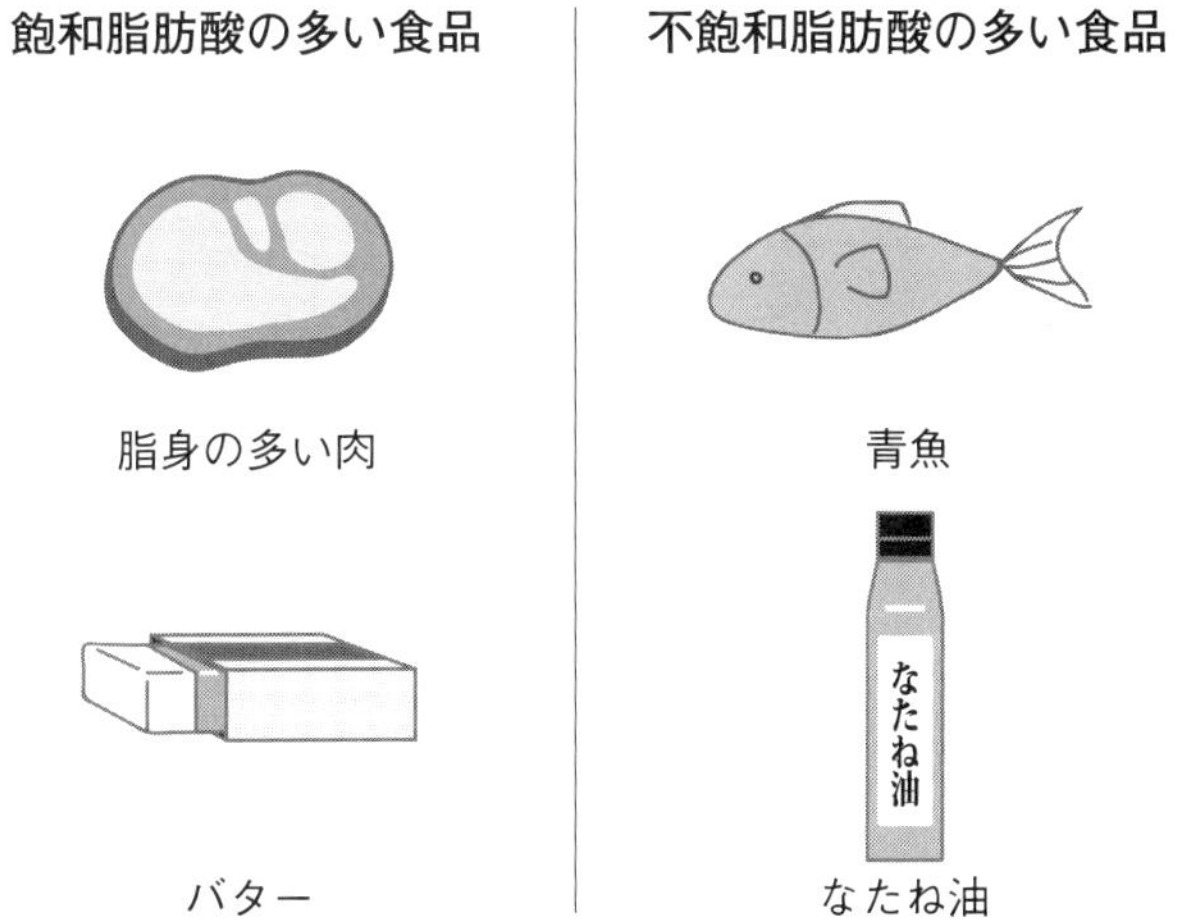

図 3–6　飽和脂肪酸と不飽和脂肪酸の多い食品

ものを選び、量や回数をほどほどにするなど、工夫しましょう。

　とはいっても、「肉大好き！」という方には難しいかもしれません。そこで吉報です。悪玉コレステロール値を下げるためには、「不《ふ》飽《ほう》和《わ》脂《し》肪《ぼう》酸《さん》」の多い食べ物を増やすとよいそうです！　不飽和脂肪酸は悪玉コレステロール値を下げる作用があるからです。私たちの味方です。この不飽和脂肪酸は、魚や植物性の油に多く含まれています。具体的には、青魚や、なたね油などだそうです（図

3-6)。ん？　ということは、昔から日本人がとってきた脂質ということですね。日本人の長寿の秘訣かもしれません。一方、オリーブオイルもいいようです。これも地中海沿岸部で昔から体にいいとされてきたものです。昔の人たちはそんなことを経験的に知っていたのかもしれませんね。

以上のように、一口に「脂質」といっても、「体にいい脂質」と「悪い脂質」があるのです。カロリー制限のために極端な脂質制限をするよりは、「体にいい脂質」を選んで摂取したほうがよさそうです。脂質がみんなダメなわけではないのです。

さて、ざっと見ると、洋食メニューに多いのが飽和脂肪酸、和食メニューに多いのが不飽和脂肪酸、という印象です。そういえば数年前に「日本人の伝統的な食文化」がユネスコ無形文化遺産に登録されました。和食は動物性脂肪が少ない健康的な食事ですし、その魅力が世界に認められたのはとても嬉しいことです。和食ブームを海外だけの盛り上がりにしておくのはもったいないと思います。自分たちの食生活にもうまく取り入れることで、コレステロール値を改善することができるのです。悪玉コレステロールを減らす第一歩として、ぜひ和食を取り入れてみてください。私も頑張ります！

4 喫煙

たばこを吸うことで肺がんや他のがんにかかるリスクが高まるのは誰でも知っていることですが、脳卒中のリスクも上がるのでしょうか？

実は、喫煙で脳卒中や心臓病にかかるリスクが高まることは、医学会では常識となっています。喫煙者と非喫煙者では寿命が違うという衝撃的なデータもあります(3)。ただ、私も以前は喫煙者でしたので、たばこをやめるつらさもよくわかります。「禁煙なんて簡単だ。わたしはすでに100回はやっている」というジョークがあるように、いったん禁煙しても、それを継続するのは大変です。「脳梗塞になったのだから禁煙しましょう。最近は、禁煙補助薬もあります」と紹介すると、「お金がかかるのは困る！」という患者さんがいます。そこで、まず喫煙にかかる費用を計算してみました。

たばこは徐々に値上がりして、現在、1箱400円以上しますが、わかりやすく1箱400円として計算してみます。20歳の若者が80歳になるまでの間、1日1箱吸うと仮定すると、なんと876万円もかかるのです！「もう60歳だから」という患者さんもいますが、60歳から80歳まで禁煙しても、292万円も節約になります。このように喫煙自体にすでにお金がかかっていることがわかります。

次に禁煙について考えてみます。自分一人の力で、すっぱりとやめられる方もいますが、苦労する方のほうが多いのが現実です。禁煙にはさまざまな工夫が必要です。このためたくさんの書籍が出版されていますが、私のお勧めは禁煙外来を受診することです。一人で取り組むのではなく、専門家と取り組むことで成功率が上がることが示されているからです。喫煙は精神的依存だけでなく、肉体的依存もあることが知られています。やめようと思ってもなかなかやめられない、体が欲してしまいます。「たばこ依存症」といわれるゆえんです。ぜひ、禁煙外来を受診してみてください。最近では禁煙補助薬も保険が適用されるようになっています（禁煙補助薬については次の章で説明します）。

5 大量の飲酒

次は飲酒についてお話しします。一般に、「少量の飲酒は体にいい」とされていますが、これは脳卒中にも当てはまります。「酒は百薬の長」といわれるように、適量の飲酒は薬になるのです。

しかし量を過ぎれば体によくありません。

厚生労働省が進める国民健康づくり運動「健康日本21」では、ビールなら中ビン1本、日本酒なら1合弱（焼酎なら約0・6合）、ワインならグラス約1・5杯、程度

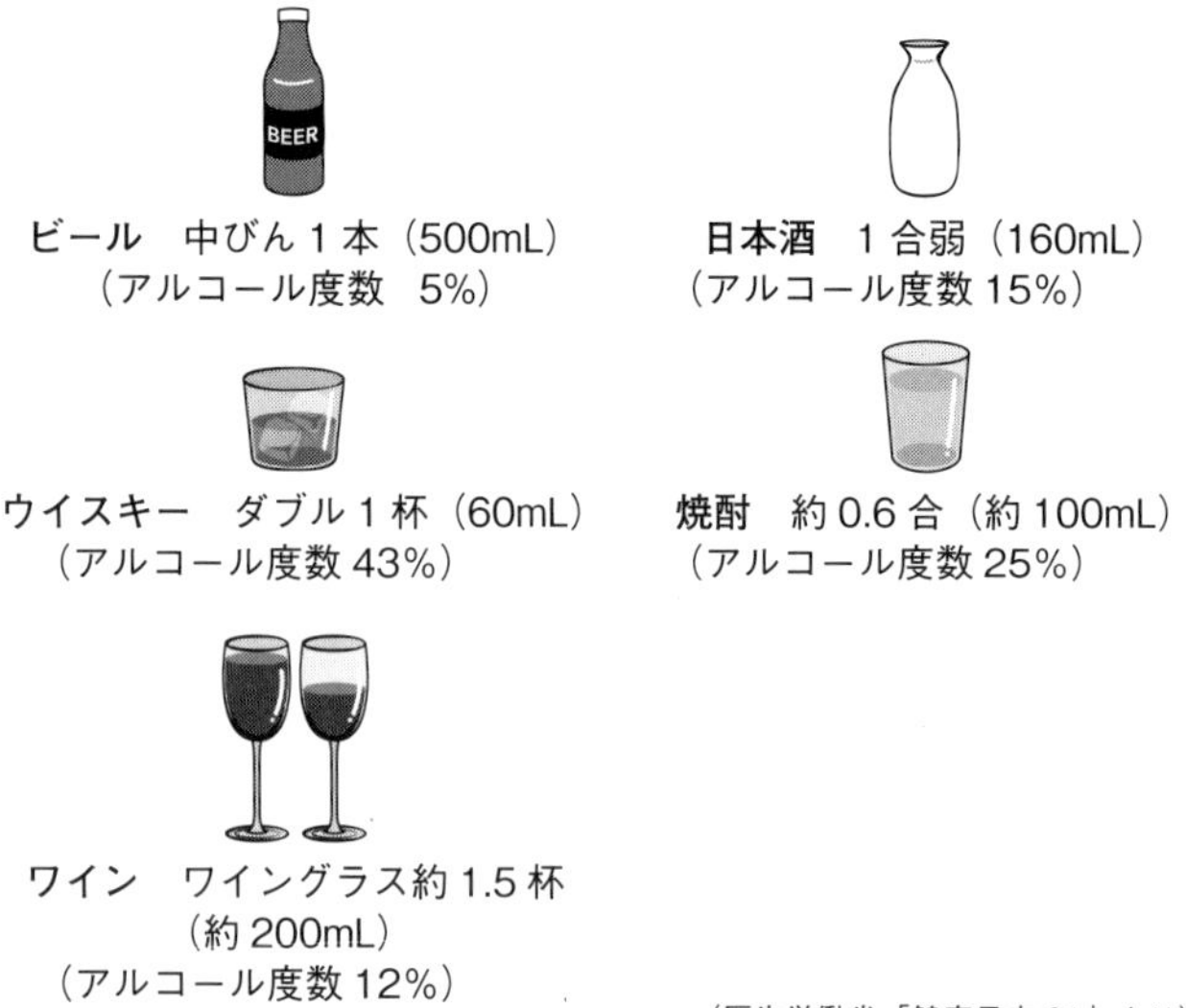

（厚生労働省「健康日本21」より）

図3-7　お酒の適量

が目安とされています[4]（図3-7）。とはいえ、あくまで目安ですから、お酒に弱い方や女性、ご高齢の方は、これよりも少なめに考えるといいでしょう。さらに、食べながらゆっくり飲むこと、強いお酒は薄めるとよいとされています。また、友人や家族と楽しく飲むようにして、ほどほどの時間で切り上げ、週に2日は休肝日をつくるようにしましょう。飲酒後の運動・入浴に注意すること、定期的に検査を受けることも大切です。

さて、ある市民講座でお酒の適量について説明したところ、翌週に私の患者さんから「いやあ、適量を飲もうと思ったのですが、先生、毎日ワイン1・5本はきついです」と相談されました。「あの、ワイン1・5本じゃなくて、1・5杯ですよ（笑）。それに、無理してその量を飲む必要はありません」と説明したところ、「おかしいと思ったんですよ〜（笑）」と納得されていました。皆さんもお間違いのないように！

6 心房細動

最後に心房細動を紹介します。その二「己を知れ」で紹介しましたが、ピンと来ていない方も多いのではないかと思います。心房細動は不整脈のうち、脳梗塞の原因として最も多いものなのです。「心房」というのは心臓の4つの部屋のうち、上のほうに位置する部屋のことです。心房細動になると心房がけいれんしたように拍動し、血液を心臓からうまく送り出せなくなります。動悸や胸苦しさを感じることもありますが、症状が出ずに気がつかないままの人もいます。そして心房細動自体はしばらくすると治まることがほとんどです。ところが、心房の中で停滞した血液が血栓となり、この血栓が血流によって運ばれ、脳の血管を詰まらせることがあるのです。

では、心房細動はどのぐらいの頻度で発症する病気なのでしょうか？　日本循環器学会の疫学調査によると、２００３年に行われた定期健診（40歳以上の住民健診および企業健診受診者63万１３８人が対象）では、有病率は年齢とともに高くなり、男性で高いことが示されました（70代で男性３・44％、女性１・12％）。この成績を日本の人口（２００５年の数値）に当てはめて計算すると、71・６万人が心房細動を有していることになります。

心房細動発症の危険因子は、大量の飲酒、肥満、高身長、メタボリック症候群、高血圧、空腹時血糖の上昇などです。これらは前述の脳卒中の危険因子とかなり重なりますね！ ですから心房細動を避けるためには、脳卒中の危険因子を管理すればよいことがわかります。

＊ ＊

以上、「危険因子を避ける」について解説しました。まずは食事や禁煙など、自然な生活習慣管理に努めましょう！

生活習慣の管理にはコツがあります。それは家族の協力を得ることです。マンガでもA子さんと奥さんが応援してくれていますね。特に一緒に暮らす人の協力はとても重要です。高血圧や糖尿病などの病気がある場合には、自分だけで抱え込まず、「一緒に治療する」という気持ちが大切です。生活を共にするのですから、食事においても運動においても強力な味方になってくれるはずです。

しかし最近では一人暮らしの方も増えています。特に男性の場合には料理をしない方も多いのではないでしょうか。単身赴任歴4年の私が気をつけていることは、①間食を避ける、②3食必ずとるようにする、③サラダなど野菜を多くとる、④ご飯やパンは少なめにする、⑤魚や鶏肉、豆腐などでタンパク質をとる、などです。もちろん高血圧の方は先に紹介したように塩分も控える必要があります。皆さんも健康管理、頑張ってくださいね！

さて、A子さんのお父さんの健康管理はどうなったでしょうか？　早速見てみましょう！

（1）収縮期血圧：全身に血液を送り出すために心臓がポンプのように収縮したときの血圧．
（2）拡張期血圧：心臓がふくらんで，次に送り出す血液をためているときの血圧．
（3）イギリスの男性医師を対象に調査したところ，35歳の人が70歳まで生存していた確率は，喫煙者で58％，非喫煙者で81％だったというデータがある（Doll R, et al：BMJ 328：1519, 2004 より）．
（4）「健康日本21」では，「節度ある適度な飲酒」を1日平均純アルコール約20g程度としている．

脳卒中をやっつけろ　五か条

その四　薬を煎じ

～薬物治療を受けよう！

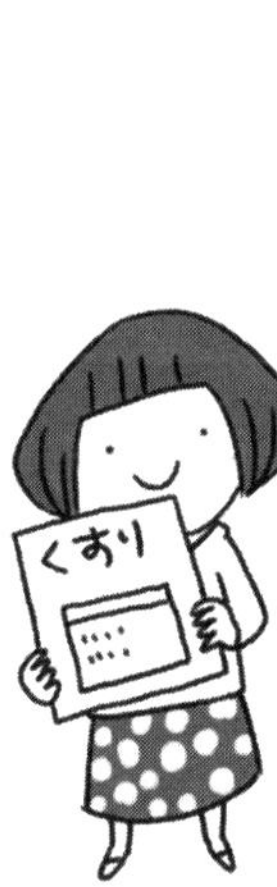

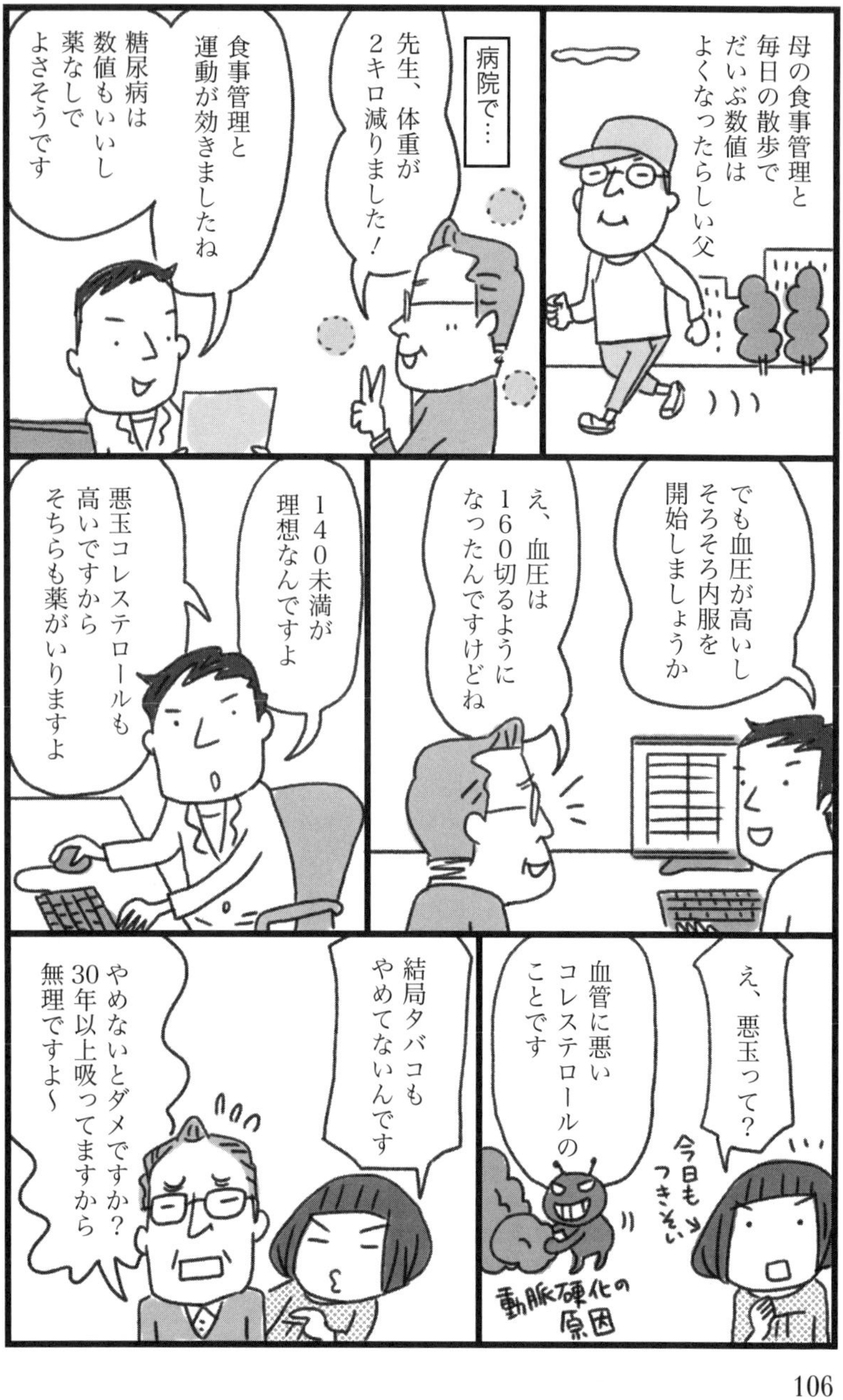

母の食事管理と毎日の散歩でだいぶ数値はよくなったらしい父
病院で…
先生、体重が２キロ減りました！
食事管理と運動が効きましたね
糖尿病は数値もいいし薬なしでよさそうです
でも血圧が高いしそろそろ内服を開始しましょうか
え、血圧は１６０切るようになったんですけどね
１４０未満が理想なんですよ
悪玉コレステロールも高いですからそちらも薬がいりますよ
え、悪玉って？
今日もつきそい
血管に悪いコレステロールのことです
動脈硬化の原因
結局タバコもやめてないんです
やめないとダメですか？30年以上吸ってますから無理ですよ～

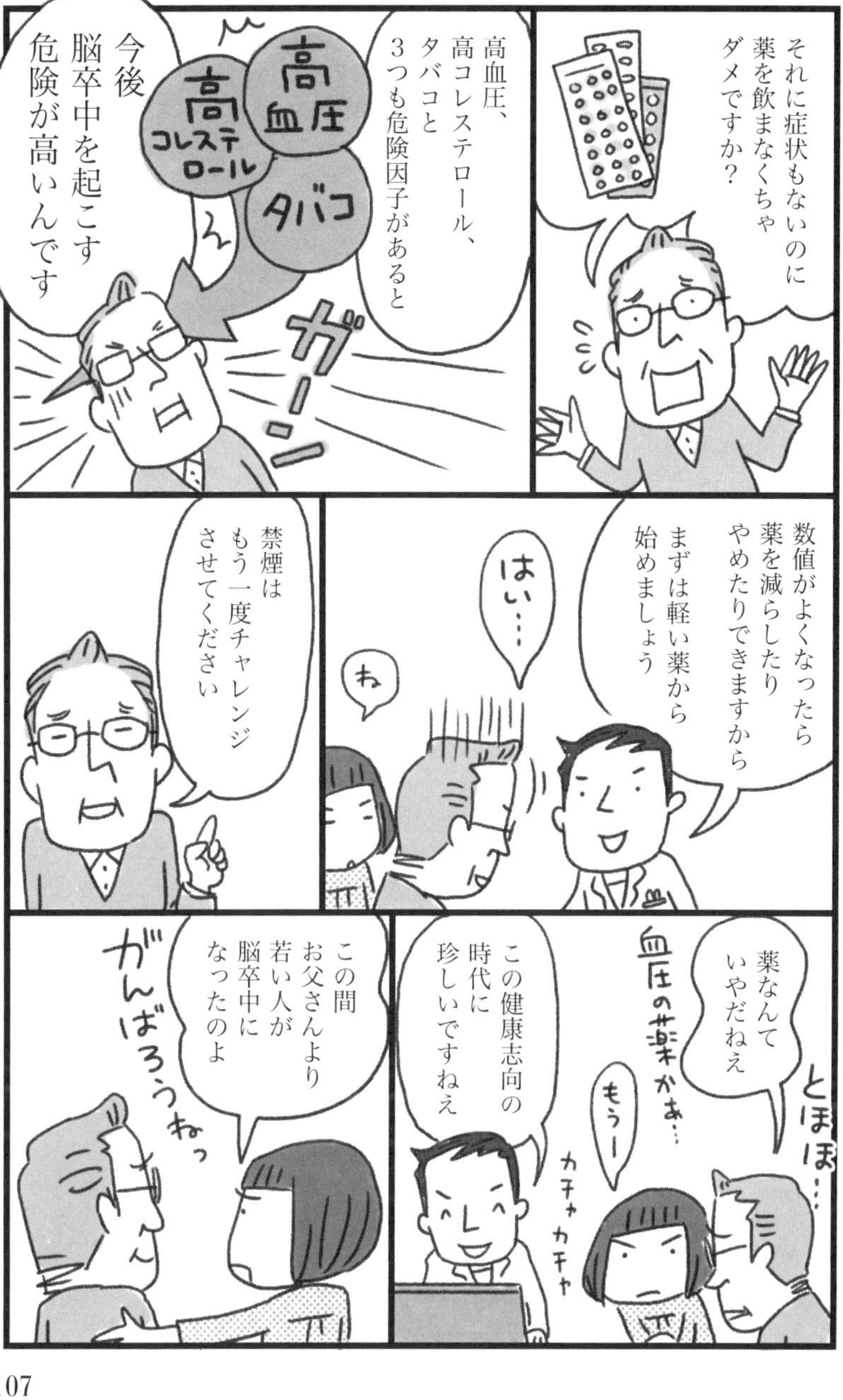
それに症状もないのに
薬を飲まなくちゃ
ダメですか？
高血圧、
高コレステロール、
タバコと
３つも危険因子があると
高
血圧
高
コレステロール
タバコ
今後
脳卒中を起こす
危険が高いんです
ガーン
数値がよくなったら
薬を減らしたり
やめたりできますから
まずは軽い薬から
始めましょう
はい…
ね
禁煙は
もう一度チャレンジ
させてください
薬なんて
いやだねえ
血圧の薬かぁ…
とほほ…
もうー
カチャカチャ
この健康志向の
時代に
珍しいですねえ
この間
お父さんより
若い人が
脳卒中に
なったのよ
がんばろうねっ

その四　薬を煎じ～薬物治療を受けよう！

お父さん、食事管理と散歩を頑張ったんですね。２週間で２キロの減量とは順調です。しかしまだまだ血圧やコレステロールが目標値には達しないようです。それに禁煙ができていないとのこと。やっぱり、一気には解決しないものですね。

ということで、「脳卒中をやっつけろ五か条」も四番目、いよいよお薬の話です。脳卒中を予防する薬には２種類あります。一つは、その三「危うきを避け」で紹介した脳卒中の危険因子を管理するための薬、そしてもう一つは血液を〝さらさら〟にして脳梗塞《のうこうそく》を予防するための薬です。順に説明していきますね。

❶ 危険因子を管理する薬

高血圧

血圧が高い場合、まずは減塩や減量をするべきですが、それでも高血圧が続く場合には血圧を下げる薬（降圧薬）を内服することになります。

こういうお話をすると、「薬は基本的に体によくないから飲みたくない」とか「健康食品で頑張りたい」という患者さんがおられます。お気持ちは確かによくわかります。薬なんて誰も飲みたくないですよね。では、患者さんの希望通り様子をみるとして、もしその後、血圧が下がっていないとどうなるのでしょうか？

図3-1で紹介したように、血圧が120／80㎜Hg未満の人に比べて、140～159／90～99㎜Hgの人は脳卒中を3倍以上起こしやすいことが知られています。180／110㎜Hg以上の人はなんと8倍以上にもなります。ですから生活習慣を改

善しても血圧が下がらない人は内服治療を受けたほうがいいのです。

「でも薬の副作用もあるじゃないか」という意見が聞こえてきそうです。最近は「飲まないほうがいい薬」、「危険な薬」等といった記事や書籍もありますので、さらに不安になることと思います。そこで血圧が高いままの人と、薬を飲んで血圧を下げた人の脳卒中の発症率を比較した試験の結果を紹介します（治療を兼ねつつ、薬や医療器具などの有効性・安全性を評価するテストを「臨床試験」といいます）。こういった試験を多く（14試験）集めて総合解析したところ、3～5年間という短い期間でも、拡張期血圧（下の血圧）を5～6㎜Hg下げることで、脳卒中の発症率が42％も減少することが明らかになったのです。[1] たった5～6㎜Hg下げるだけで、こんなに減るのです。驚きの結果ですよね！

『脳卒中治療ガイドライン２０１５』でも明確に数値目標を提示しています（表4-1）。ガイドラインは、これまでの膨大な医学的報告を基に、脳卒中の診療に携わる専門医集団が議論を重ねて、できるだけ公平を期して作成されています。ですから、

表4-1 『脳卒中治療ガイドライン2015』が推奨する降圧目標

降圧目標として，140/90mmHg 未満が強く勧められる．糖尿病や蛋白尿合併例には 130/80mmHg 未満，後期高齢者には 150/90mmHg 未満を目標とすることを考慮しても良い．

（『脳卒中治療ガイドライン 2015』より引用）

私たち脳神経外科の臨床医も大いに参考にしています。皆さんも自分の治療について疑問に思う場合には、最新のガイドラインを確認するか、かかりつけの医師にガイドラインにどのように記載されているかを教えてもらうといいと思います。

さて、降圧薬には次のような種類があります。

①カルシウム拮抗薬《きっこうやく》
②アンジオテンシン変換酵素（ＡＣＥ）阻害薬、またはアンジオテンシンⅡ受容体拮抗薬（ＡＲＢ）
③利尿薬
④交感神経β受容体遮断薬（β遮断薬）
⑤交感神経α受容体遮断薬（α遮断薬）

なんだか難しい名前ばかりですね。以上の①〜⑤のうち、

表4-2　代表的なカルシウム拮抗薬

分類	一般名（商品名）
ジヒドロピリジン系	アムロジピン（アムロジン®，ノルバスク®） ニカルジピン（ペルジピン®，ペルジピン® LA） ニフェジピン（アダラート®） ニルバジピン（ニバジール®） マニジピン（カルスロット®） ベニジピン（コニール®）など
ベンゾチアゼピン系	ジルチアゼム（ヘルベッサー®）

『脳卒中治療ガイドライン2015』では前三者が脳卒中の患者さんに対して推奨されていますので、この3つについて解説しておきます。

最近では、処方せん薬局から薬をもらうとき、それぞれの名前やその作用・副作用を記載した紙が渡されますので、それを保管しておいて、気になる症状が出たときには読み返すといいと思います。

ちなみに、薬には「一般名（成分名）」と「商品名」があります。たとえ薬の主成分は同じでも、商品名は製薬会社ごとに異なってきます。この本では、できるだけ両方を記載したいと思います。

◆**カルシウム拮抗薬**（表4-2）

「拮抗薬」とは、病気の原因となっている物質の働きをブロックする薬です。ということは、カルシウムが血圧と関係あるのでしょうか？

カルシウムは、骨の成分として有名ですが、もう一つ、大事な働きがあります。それは筋肉の収縮、つまり筋肉が縮むのをコントロールすることです。筋肉が縮めば、そのぶん血管も縮んで細くなって、血圧が上がってしまいます。意外な関係ですよね。

カルシウム拮抗薬は、カルシウムのこの働きを抑え、筋肉が血管を締め付ける力をゆるめて血圧を下げる薬なのです。

◆**アンジオテンシン変換酵素**（**ACE**）**阻害薬**（表4-3）
アンジオテンシンⅡ受容体拮抗薬（**ARB**）（表4-4）

アンジオテンシン変換酵素（ACE）阻害薬とアンジオテンシンⅡ受容体拮抗薬（ARB）……どちらも難しい名前の薬です。

表 4-3　代表的なアンジオテンシン変換酵素（ACE）阻害薬

一般名（商品名）
カプトプリル（カプトリル® など）
リシノプリル（ロンゲス® など）
エナラプリル（レニベース®）
デラプリル（アデカット®）
ペリンドプリルエルブミン（コバシル®）
イミダプリル（タナトリル®）
テモカプリル（エースコール®）など

表 4-4　代表的なアンジオテンシンⅡ受容体拮抗薬（ARB）

一般名（商品名）
カンデサルタン（ブロプレス®）
バルサルタン（ディオバン®）
ロサルタン（ニューロタン®）
テルミサルタン（ミカルディス®）
オルメサルタン（オルメテック®）など

表 4-5 代表的な利尿薬

分類	一般名（商品名）
サイアザイド系	トリクロルメチアジド（フルイトラン®）など
ループ系	フロセミド（ラシックス®）など
抗アルドステロン薬	スピロノラクトン（アルダクトン® A）など

私たちの体には血圧を一定の値に調節する機能が備わっています。この薬の名前にあるアンジオテンシンという物質は、その中で血圧を上げる役割を果たしています。このアンジオテンシンに働きかけて血圧をコントロールするのがACE阻害薬とARBです。

中でもARBは、血圧を下げる作用以外に動脈硬化を和らげる作用や、各臓器を保護する作用があり、「血圧を下げるだけでなく全身の臓器を守る薬」として注目されています。

◆**利尿薬**（表4-5）

〝血圧と尿が関係するのかな〟と思われた方も、「塩分のとり過ぎで血圧が上がる」ということは聞かれたことがあると思います。塩からいものを食べると喉が渇いて、水を飲みたくなりますよね。これは体内の塩分濃度が上がるのを防ぐため、私たちの体が通常より多く水分を取り込んで薄めようとしているのです。ですから、普段から塩分を多めにとる人は、慢性的に体液量（血液量）が多い状態が続きます。

体液量（血液量）が増えると、そのぶん血管はふくらんで内側から圧迫され、血圧が上がります。ちょうど風船がふくらんだ状態と同じです。利尿薬は尿の排泄を促し、体液量（血液量）を減らすことで血圧を下げてくれます。日本人は塩分を多くとりますから、血圧を下げるのに減塩が効果的ですし、この薬も有効なことが多いのです。尿が普通に出ている人にも、利尿薬を処方するのはこのためなのです。

脂質異常症

その三「危うきを避け」で説明したように、脂質異常症にもいろいろなタイプがあるため、薬もそれぞれのタイプに合わせなくてはなりません。悪玉（ＬＤＬ）コレステロール値が高いのか、中性脂肪値が高いのか、あるいはその両方か、により選択します。一般的には悪玉コレステロールを減らす薬が用いられます。スタチンなどがこのタイプのものです。またごく最近、きわめて強力に悪玉コレステロールを下げる注射薬が発売され話題を呼んでいます（コラム⑥参照）。

脂質異常症の薬はとても多いので、主なものを次のページの表にまとめました（表4-6）。

この中で最もよく処方されているのは前述のスタチンです。悪玉コレステロール値を下げる効果が最も高いことがよく使われる最大の理由ですが、最近は動脈硬化改善作用も注目されています。どういうことかというと、頸動脈や冠動脈が動脈硬化で細くなっている人がスタチンを内服すると、徐々に細い部分が太くなってきた（！）という報告が相次いでいるのです。

正直私は、「本当かな？」とちょっと疑いました。そこで自分たちで臨床研究を行いました。その結果、スタチンを内服している人は、わずか半年で頸動脈の動脈硬化

表 4-6　代表的な脂質異常症治療薬

	分類	一般名（商品名）
主に悪玉コレステロールを下げる薬	スタチン(HMG-CoA 還元酵素阻害薬)	アトルバスタチン（リピトール®） ピタバスタチンカルシウム（リバロ®） ロバスタチン（クレストール®） プラバスタチン（メバロチン®） フルバスタチン（ローコール®） シンバスタチン（リポバス®）など
	レジン（陰イオン交換樹脂）	コレスチラミン（クエストラン®） コレスチミド（コレバイン®）
	プロブコール	プロブコール（シンレスタール®，ロレルコ®）
	小腸コレステロールトランスポーター阻害薬	エゼチミブ（ゼチーア®）
	PCSK9 阻害薬	エボロクマブ（レパーサ®） アリロクマブ（プラルエント®）
主に中性脂肪を下げる薬	フィブラート	ベザフィブラート（ベザトール®SR） フェノフィブラート（リピディル®） など
	ニコチン酸	ニセリトロール（ペリシット®）

が改善しました。ですからこの効果は間違いありません。悪玉コレステロール値の高い方は、まずこのスタチン系の薬、特にその中でも強力とされるアトルバスタチン（商品名：リピトール®）、ピタバスタチンカルシウム（商品名：リバロ®）、ロバスタチン（商品名：クレストール®）などの内服をお勧めしたいと思います。ただし副作用が出るケースもありますので、そのような場合には他の薬が候補となります。

✦コラム⑥✦

悪玉コレステロール値を強力に下げるＰＣＳＫ９阻害薬が承認された！

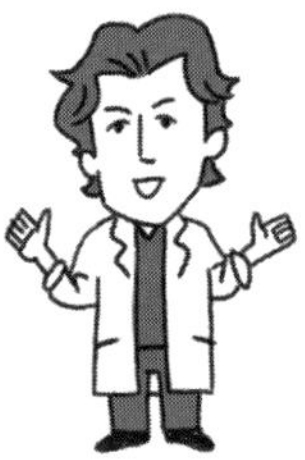

最近、悪玉コレステロール値を強力に下げる新薬が発売されました。その名は「ＰＣＳＫ９阻害薬」。「えー、難しい名前で覚えられない」って？　そうですよね。商品名は「レパーサ®」と「プラルエント®」といいます。これなら覚えられるでしょうか。しかしこれらの薬は注射薬しかなくて、しかも高価です。このことから、この薬を提案しても希望しない患者さんもいるのではないかと思います。

では、なぜわざわざコラムで紹介するのか？　それはこの薬の効果が「すごい」からなのです。従来、最も効果が強力であったスタチンでは、わが国で決められている最大用量が欧米よりもずっと少ないこともあり、悪玉コレステロール値を十分に（70㎎／dL未満）下げることは容易ではありませんでした。しかし、このＰＣＳＫ９阻害薬は2週間に1度の注射で楽々70㎎／dL未満を達成するばかりか、50㎎／dL未満さえ達成してしまうのです。ものすごい効果で、下がりすぎて心配になるほどです。実際、この薬の導入にあたっては、「悪玉コレステロール値が下がりすぎると頭蓋内出血が増えるのではないか？」という心配の声がありました。以前にスタチンを高用量（欧米の高用量で、日本の最大用量の4倍）使用した群（グループ）で頭蓋内出血が増えたと報告されているからです。

しかし、これまでの報告によると、このＰＣＳＫ９阻害薬を投与しても頭蓋内出血が増えることはないようです。しかも最新の報告では、この薬を投与することで心筋梗塞や脳梗塞が減少することが示されたのです！ このため、欧米のガイドラインは早くも書き換えられ、最も血管病リスクの高い患者さんの悪玉コレステロール目標値が55㎎／dL未満に設定されました。70㎎／dLでも大変なのに55㎎／dL未満とは驚きです。コレステロール管理も新薬の登場で新しい時代に入ったようです。

私も悪玉コレステロール値が気になるので、いつか自分でも使ってみようかな、と思っています。

糖尿病

こと糖尿病の管理に関しては、私は糖尿病専門の先生にお任せすることがほとんどです。やはり「餅は餅屋」だと思うからです。私がお世話になってきた糖尿病専門の先生方の血糖管理にかける情熱にはすごいものがあり、知識と経験をフルに活用してすばらしい治療をされます。みなさんもぜひ信頼できる糖尿病専門医に相談してみてください。

ただ、この本の読者で糖尿病を治療されている方も多いと思いますので、一般的な薬を表にまとめておきます（表4-7）。

喫煙

前章で喫煙の害と、禁煙がお金の節約になることを紹介しました。ここでは禁煙補助薬（ニコチン依存症治療薬）を紹介します。

前述のように、たばこは現在、1箱400円以上になっています。2010年の大

表 4-7　代表的な糖尿病の経口血糖降下薬

分類	一般名（商品名）
スルホニル尿素類	グリベンクラミド（オイグルコン®，ダオニール®） グリメピリド（アマリール®） グリクラジド（グリミクロン®）など
速効型インスリン分泌促進薬	ナテグリニド（ファスティック®, スターシス®）など
α-グルコシダーゼ阻害薬	ボグリボース（ベイスン®） アカルボース（グルコバイ®）など
ビグアナイド類	メトホルミン（グリコラン®）など
チアゾリジン誘導体	ピオグリタゾン（アクトス®）
DPP-4 阻害薬	シタグリプチン（ジャヌビア®）など
SGLT2 阻害薬	イプラグリフロジン（スーグラ®）など

きな値上げの後には、禁煙補助薬が全国的に品薄になったようです。禁煙補助薬にはニコチンガムやニコチンパッチ、さらに内服薬があります。そのうち前二者は、たばこをニコチンを含んだガムなどに置き換えるニコチン置換療法といわれます。一方、内服薬は、飲むとたばこがまずくなるというものです。

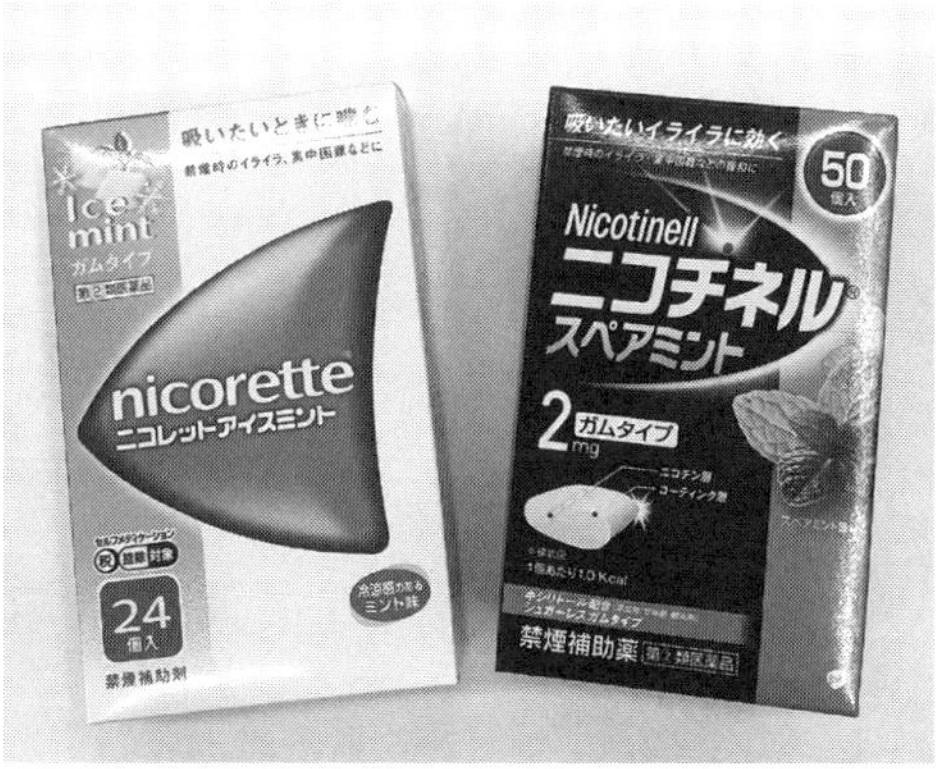

図4-1　ニコチンガム

◆ニコチンガム（図4-1）

たばこを吸う代わりに、一定個数のニコチンガムをかみ、約12週間かけて徐々にガムの数を減らしていくという禁煙プログラムです。私自身もこの方法で禁煙に成功しました。

もともと吸っていたたばこの本数の多い人は使用するガムの個数が多くなりますが、たとえばニコチネルガム（グラクソ・スミスクライン社）では、1日1箱程度の人なら最初は4〜6個のガムに置き換えて、8週間かけて減らして中止します。

ニコチンガムは一般用医薬品であり、現

在はドラッグストアでもインターネットの通信販売でも簡単に購入が可能です。

◆ニコチンパッチ

ニコチンを含んだパッチを体（腕や胸など）に貼ることで、血中のニコチン濃度を一定に保ち、たばこを吸いたい気持ちを減らすことで禁煙を補助します。医療用のほか、一般用医薬品もありますので、自分で購入することが可能です。

◆内服薬

内服薬であるバレニクリンは２００８年５月に販売が開始されました。前二者と異なり、ニコチンを含まない飲み薬です。この薬は医師の処方せんが必要で、医療機関の禁煙外来で医療保険が適用されます。治療期間は３カ月で、３日目までは１日１回、４日目から２回服用します。最初の１週間はたばこを吸っていてもかまいません。そして、８日目に禁煙を開始して、通常、服用期間は12週間です。内服開始後は定期的に通院して、薬の効果や副作用などについて医師の診察を受けることになっています。副作用としては精神疾患悪化、抑うつ気分、不眠症、頭痛、異常な夢などの症状が報告されていますが、いずれも内服を中止すれば治る症状とされています。

以上、禁煙補助薬について紹介しました。もちろん、こういったものをまったく使わず、自分の意志だけで禁煙に成功する人もいます。でも、もし禁煙がうまくいかないのなら、これらの薬をぜひ試してみてください。ある病院の禁煙外来での禁煙成功率は、内服薬導入以前は50％程度でしたが、導入後は80％以上を維持しているということです。この機会に禁煙にチャレンジしましょう！

ここで禁煙補助薬を使用した場合の費用について計算してみます。ニコチンガムやパッチは、それまでにどのぐらいの本数たばこを吸っていたかによって量が変わってきます。ニコチンガムを1日10個から始めて、1週間ごとに1個減らしたとすると、11週目にはゼロになる計算となり、その間の使用個数は385個、仮に1個80円とすると計3万800円です。インターネットやドラッグストアなら、もう少し安く買えるかもしれません。一方、内服薬であるバレニクリンは、保険適用の場合、自己負担（3割）は約2万円（診察代含む）ということです。「禁煙は高い！」と言う患者さんもいますが、1日1箱（400円）吸っているとすると、1カ月で1万2000円かかっていますので、3カ月で3万6000円ですから、禁煙治療は2〜3カ月で元がとれることになりますし、その後も禁煙をずっと続ければ大きな節約になります。それに健康はお金では取り返せません。脳卒中や心筋梗塞、そして、がんになってから後悔しても時計は元に戻せません。皆さん、ぜひ頑張ってくださいね。

2 脳梗塞を予防する薬

いよいよ脳梗塞の予防薬を紹介します。脳梗塞の予防薬には大きく分けて2種類あります。「抗血小板薬《こうけっしょうばんやく》」と「抗凝固薬《こうぎょうこやく》」です。これは脳梗塞の原因によって使い分けられます。脳梗塞の種類と原因はその一「敵を知り」の章でご説明しましたが、もう一度おさらいしておきましょう。

①ラクナ梗塞（頭の中の細い血管の動脈硬化が原因の脳梗塞）
②アテローム血栓性脳梗塞（頭や首の太い血管の動脈硬化が原因の脳梗塞）
③心原性脳塞栓症（心臓にできた血のかたまりが原因の脳梗塞）

以上のうち、①と②には抗血小板薬、③には抗凝固薬が使われます。これまでのさまざまな臨床試験の結果、このような使い方が有効であることが確認されているためです。それぞれの薬について、もう少し詳しく説明していきます。

抗血小板薬

頭や首の血管が原因の脳梗塞の場合（つまりラクナ梗塞またはアテローム血栓性脳梗塞であった場合）には、再発予防のため抗血小板薬が推奨されています。

血液の中の血小板という成分は、血管が傷ついて出血したときに、集合して血管の穴にくっついてふさぎ（血小板凝集《ぎょうしゅう》）、血を止める働きがあります。出血が自然に止まるのは血小板のおかげなのです。しかし、血管に細いところや動脈硬化がある場合には、そこに血のかたまり（血栓）をつくって、血管を詰まらせてしまうことがあります。したがって血管が細い、あるいは動脈硬化がかなり進行している場合には、血小板の働きを抑制することが脳梗塞予防になるのです。このタイプの薬を抗血小板薬と呼び、日本にはアスピリン（商品名：バイアスピリン®など）、クロピドグレル（商品名：プラビックス®など）、チクロピジン（商品名：パナルジン®など）、シロスタゾール（商品名：プレタール®など）等があります。

✦コラム⑦✦

アスピリンの歴史Q&A

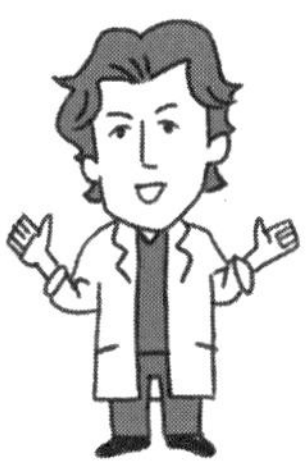

Q：アスピリンはいつ頃から使われ始めたのでしょうか？

A：アスピリンの歴史を考えるには、ヤナギ（柳）の話から始めなければいけません。紀元前４００年頃、古代ギリシアの医師ヒポクラテスがヤナギの樹皮や葉を、痛みを和らげる目的で使っていたと記録されているからです。その後、19世紀になり鎮痛効果をもたらすサリチル酸という成分がヤナギから分離され、解熱鎮痛薬として用いられ始めました。

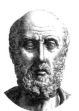

ヒポクラテス

しかし強い胃腸障害の副作用があったため、これを和らげるために合成・開発されたのがアセチルサリチル酸、別名アスピリンなのです。これは1897年、今から約120年前のことです。100年以上前の、人類初めての合成薬でありながら、現在も第一線で使われている薬なのです。すごいですね。

Q：痛み止めなのに、なぜ脳梗塞の予防薬として使われるのでしょうか？

A：もともと痛み止めとして合成された薬ですが、1971年、アスピリンを飲むと血小板同士がくっつき合う（血小板凝集《ぎょうしゅう》）作用が抑制され、血液がさらさらになることが発見されました。血液がさらさらになり血管が詰まりにくくなることで脳梗塞や心筋梗塞が予防されることから非常に重要な発見とされ、この発見にはノーベル賞が贈られたのです。アスピリンの歴史、おもしろいですね！

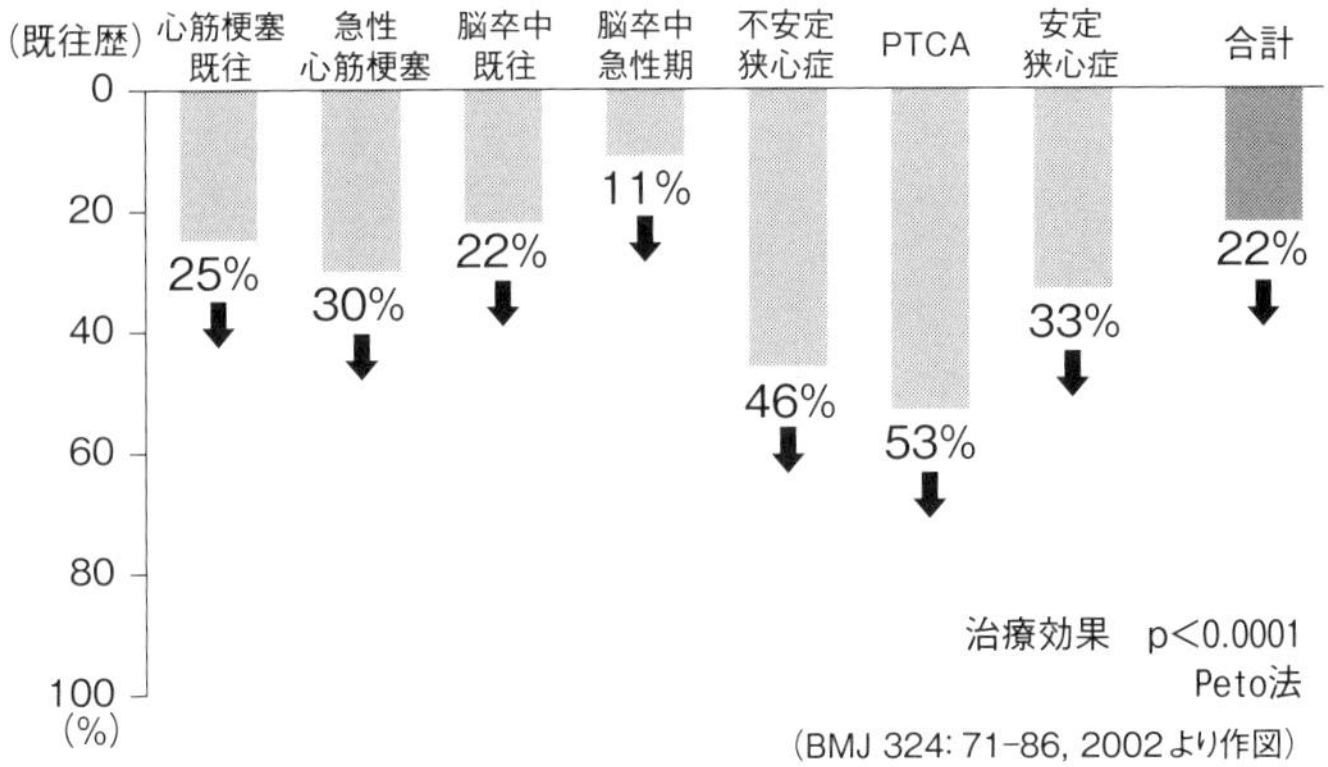

図 4-2　アスピリンの服用による脳・心血管疾患発症のリスク減少率

◆アスピリン

コラム⑦に書いたように、アスピリンはもともと痛み止めとして使用され始め、その後、血液がさらさらになることから、脳梗塞や心筋梗塞の予防に使用されています。

では、どの程度効くのでしょうか。それを示したのが図4-2です。20万例以上を対象に行われた統計解析のデータ[2]からアスピリンのデータを抜き出したものです。この研究では、適切な用量のアスピリンを服用することで、脳梗塞や心筋梗塞といった血管障害の発生を22%抑えることができたと報告されています。

このアスピリン、実は1錠6円と極めて安い薬なのです。歴史があり、有効性が証明されており、即効性で、しかも安い。だから長い間使われてきたのですね！「薬の王様」ともいわれるアスピリン。現在でも全世界で心筋梗塞や脳梗塞予防の標準薬として使われています。しかし弱点もあります。それは胃潰瘍が起きやすいことです。重度の場合には、入院して緊急内視鏡手術や輸血を要することもあるので、定期検査を行ったり、胃潰瘍の薬を併用する必要があります。このため、アスピリンを上回る薬をつくろうと開発が続けられています。

次に、アスピリンのライバルであるクロピドグレル、チクロピジン、シロスタゾールという3つの薬について紹介します。

◆クロピドグレル、チクロピジン

クロピドグレルとチクロピジンは血小板凝集を抑制する作用が強く、脳梗塞発症直後や、手術で血管内にステント[3]などの異物を留置する際にはその内服は必須とされてきました。しかしチクロピジンには、まれながら重大な副作用（血栓性血小板減少性紫斑《しはん》病、無顆粒球症《むかりゅうきゅうしょう》、肝機能障害など）が起こることがあります。この副作用を克服するよう改良されたのがクロピドグレルで、効果はチクロピジンとほぼ同じでありながら安全性が高いことが知られています。このため、最近ではチクロピジンはあまり処方されず、クロピドグレルが用いられることが多くなっています。

また、クロピドグレルが多く処方される理由は、脳梗塞、心筋梗塞、末梢動脈疾患のいずれか1つを有する患者さんに、くじ引きでクロピドグレルとアスピリンのどちらかを内服してもらうという臨床試験（ランダム化比較試験[4]）を行ったところ、クロピドグレルのほうが全身の血管にかかわる病気の発症率が低かったという結果[5]が出たからです（図4-3）。医師たちはこのようなランダム化比較試験の結果を重要視します。それは最も客観的で、バイアスのかからない比較結果だからです。しかもクロピドグレルは、アスピリンと比べて胃潰瘍などの問題も少なく、使いやすい薬です。

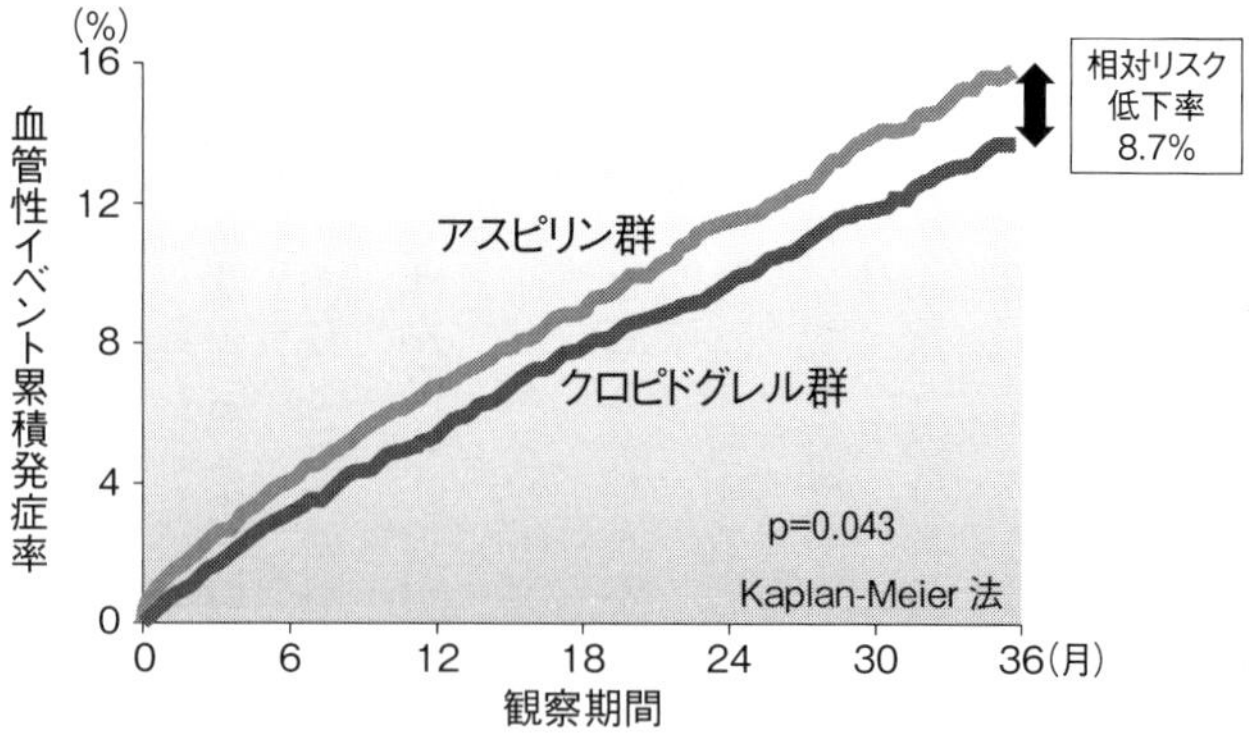

(Lancet 348：1329–1339, 1996 より引用・改変)

図 4–3　血管障害発症率におけるクロピドグレルとアスピリンの比較結果

クロピドグレルとチクロピジンは内服後、効果が現れるまでに少し時間がかかります。通常の1錠内服では十分な効果が現れるまで3〜7日ぐらいの時間が必要なので、緊急の場合には内服量を増やすこともあります。

◆シロスタゾール

一方、シロスタゾールにもアスピリンより高い脳梗塞再発予防効果があることが比較試験[6]により証明されました。図4-4に示すように、アスピリンに比べ、脳出血やくも膜下出血、あるいは入院を

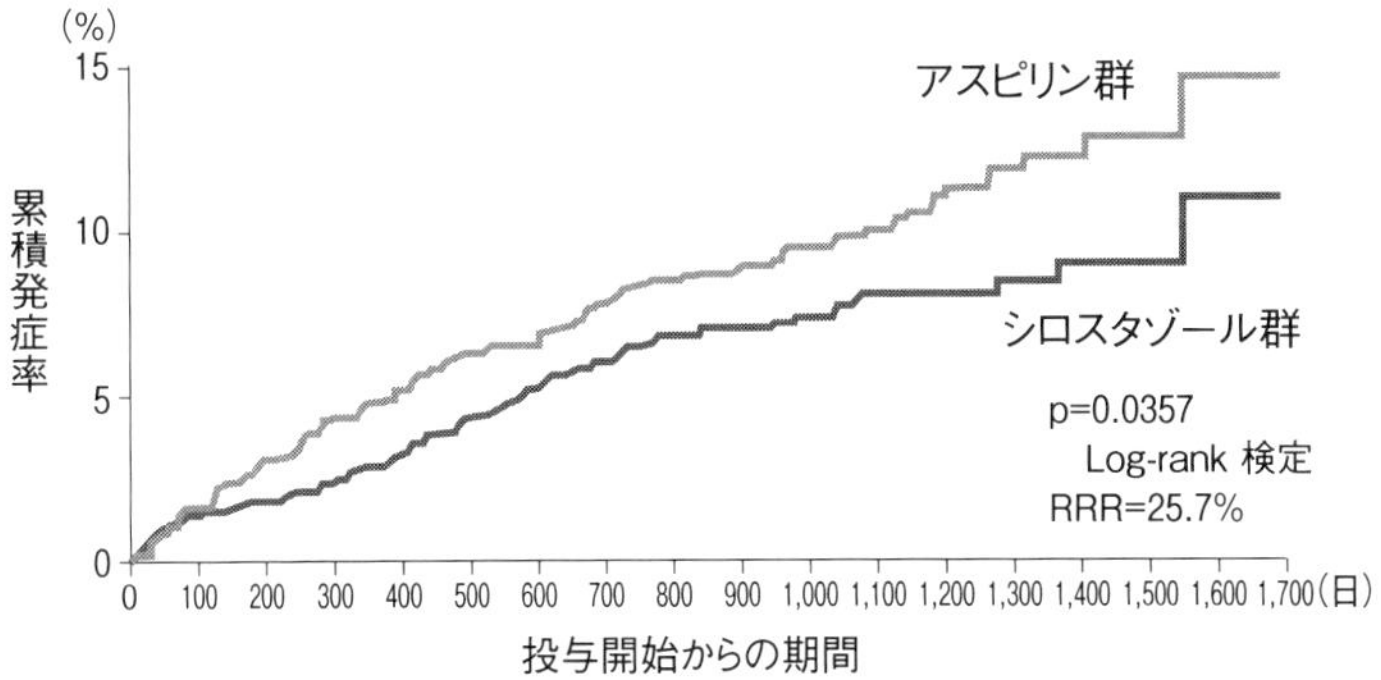

(Lancet Neurol 9: 959-968, 2010 より引用・改変)

図 4-4 脳梗塞再発予防におけるシロスタゾールとアスピリンの比較結果

出血合併症数は，シロスタゾール服用群は 1,337 名のうち 82 名に対し，アスピリン服用群では 1,335 名のうち 119 名であった

要するような出血合併症が少なかったのです。これは治療する医師にとっては非常に大きなポイントです。自分が処方した薬で患者さんに合併症が起きるのはとてもつらいことなのです。このデータは日本で行われたものですから、シロスタゾールは日本人の脳梗塞に対する有効性が確認されたことになります。

これまで解説してきた抗血小板薬は、ラクナ梗塞とアテローム血栓性脳梗塞には効きますが、心原性脳塞栓症には効きません。主に動脈硬化による脳梗塞の再発予防に使われているのです。

ただ、シロスタゾールはちょっと違った作用も有しています。１９８８年に日本で発売されたこの薬は脳梗塞（心原性脳塞栓症を除く）発症後の再発抑制という効能・効果を目的として販売されていますが、血管拡張作用が強いため下肢の動脈硬化（慢性動脈閉塞症）による潰瘍・疼痛・冷感などの症状改善にも使われているのです。ただし、頻脈や頭痛といった独特の副作用があります。薬の選択にあたっては専門医と十分に話し合ってくださいね。

抗凝固薬

◆ワルファリン

脳梗塞の再発予防の薬は、その原因によって使い分けられていることは最初に説明しました。心臓が原因の心原性脳塞栓症の場合には、抗凝固薬でないと効きません。その代表はワルファリン（商品名：ワーファリン®）という薬です。この薬は50年間という長い間、唯一の抗凝固薬でした。そこでまず、ワルファリンの作用機序を説明します。

私たちの血液は、体の外に出ると自然に固まります。たとえば採血した血液をそのままおいておくと、数分でゼリーのように固まるのです。これは、血液の中の「凝固因子」というものの働き（血液凝固能）によります。これまで紹介してきた抗血小板薬は血小板の働きでできる血栓を予防しますが、抗凝固薬は凝固因子の働きでできる血栓を予防します。そして心臓でできる血栓は凝固因子の働きで形成されます。ワルファリンは十数種類ある凝固因子のうち4つの凝固因子をブロックするので、心臓が原因の脳梗塞の予防に大変有効性が高いとされています。

しかし、ワルファリンには問題点もあります。それは、①薬効コントロールが比較的難しいこと、②効果の発現が遅いこと、③ビタミンKを含む食品の摂取制限が必要であること、です。順に説明します。

まずワルファリンは、薬効コントロールが比較的難しい薬です。同じ量のワルファリンを内服しても、人によって効果が違うのです。しかも、同じ人においても食べ物や他の薬剤との飲み合わせで効果が変化してしまうのです。したがってワルファリンを内服する場合には、定期的に採血を行って、どのぐらい効いているかをチェックする必要があります。このように、ワルファリンのコントロールは決して簡単ではなく、そのさじ加減はかなりデリケートです。

次に、効果の発現が遅いという問題があります。ワルファリンは内服してから有効域に達するまで最低でも1週間前後かかります。このため心原性脳塞栓症を起こして入院した人の場合には、効いてくるまでヘパリンという別の抗凝固薬の点滴を併用する必要があり、離床が進まず、入院期間が長くなるという欠点があるのです。

最後の、ビタミンK含有食物の摂取制限については、「ワルファリンを内服している人は、納豆が食べられない」ことで有名です。それ以外にも、ほうれん草、ひじき、パセリなどを多く食べるとワルファリンの効果が下がってしまいます。ワルファリンがブロックする4つの凝固因子はビタミンKの働きが関係しています。ワルファリンはこのビタミンKの活動を抑えるのですが、ビタミンKを多量にとってしまうとワルファリンの作用が減弱してしまうのです。ですからワルファリンを内服している場合には、食べ合わせに注意しつつ、定期的に採血チェックを受けましょう。

◆直接経口抗凝固薬

以上のようなワルファリンの問題点を克服する新しい薬が発売されました。直接経口抗凝固薬（direct oral anticoagulant：ＤＯＡＣ）と呼ばれる薬です。これらはワルファリンと違い、血液を固める凝固因子のうち、１つをブロックする薬です。この新薬ＤＯＡＣは、すでにランダム化比較試験でワルファリンを上回る脳梗塞再発予防効果が認められ、また出血合併症も少ないことが示されています。このため『脳卒中治療ガイドライン２０１５』でも、ワルファリンよりもＤＯＡＣのほうが推奨されています。

現在、わが国で脳梗塞再発予防に認可されているＤＯＡＣには、ダビガトラン（商品名：プラザキサ®）、リバーロキサバン（商品名：イグザレルト®）、アピキサバン（商品名：エリキュース®）、エドキサバン（商品名：リクシアナ®）の4種類があります。
これらの薬には次のような利点があります。

①定期的な採血が不要
②ワルファリンと同等、あるいは上回る塞栓予防効果
③出血合併症が少ない（特に頭蓋内出血）
④迅速な効果発現（内服を開始するとすぐに効く）
⑤効果が早く切れる（出血時などに中止すると早く薬効が切れる）

一方、欠点もあります。

①高価である
②微調整が行いにくい
③長期のデータがない
④僧帽弁狭窄症や人工弁を有する場合には適応にならない

DOACがいいことはわかりましたが、4種類もあると混乱しそうですね。もう少

し詳しく解説しましょう。次のページの表4-8を見てください。[7][8][9]

まず4種類のDOACは、働きかける凝固因子の違いによって大きく2つに分けられます。ダビガトランはトロンビン（第Ⅱa因子）が標的であるのに対して、リバーロキサバン、アピキサバン、エドキサバンは第Xa因子が標的です。ただ、どちらがいいかはまだ不明です。

またDOACとワルファリンを比較すると、ワルファリンは半減期と最高血中濃度到達時間がとても長く、ゆっくり効いて、ゆっくり効き目が切れていく感じです。一方、DOACは早く効いて、早く切れるのです。

薬によって違うのが腎排泄の割合です。通常、役目を終えた薬は、尿と一緒に体外に排出されます。数値が高いほど腎排泄の割合が高いことを示すので、腎臓の働きが悪い方には向いていません。

次に内服の回数を見てみましょう。1日2回か1回かに分けられます。1日1回のほうが飲み忘れも少なく、便利でいいように思いますが、1日2回か1回かで効果に

表 4-8　ワルファリンと直接経口抗凝固薬（DOAC）[8][9]

一般名	ダビガトラン	リバーロキサバン	アピキサバン	エドキサバン	ワルファリン
主な商品名	プラザキサ®	イグザレルト®	エリキュース®	リクシアナ®	ワーファリン®
標的因子	トロンビン	第 Xa 因子	第 Xa 因子	第 Xa 因子	ビタミン K エポキシド 還元酵素
半減期	12〜14 時間	5〜13 時間	8〜15 時間	10〜14 時間	40 時間
最高血中濃度 到達時間	0.5 〜 2 時間	0.5 〜 4 時間	1 〜 4 時間	1 〜 3 時間	4 〜 5 日
腎排泄	80%	36% （活性体として）	27%*	50%	なし
内服回数	1 日 2 回	1 日 1 回	1 日 2 回	1 日 1 回	1 日 1 回
採血による モニタリング	×	×	×	×	○
中和薬	あり	開発中	開発中	開発中	あり

＊全身クリアランスに占める未変化体の尿中排泄率

（脳外速報 24：298-303, 2014 より一部改変し転載）

微妙に違いがあります。1日1回の薬では1日分を1度に内服するため、血中濃度のアップダウンが大きくなります。このため再発予防効果や出血率にわずかながら差が出るとする報告があるのです。

しかし一方で、夜、うっかりして薬を飲むことを忘れてしまう方も多くおられます。そうなると話は変わってきます。こういった薬はきっちりと内服することを前提に効果の検証がされているので、半量で脳梗塞の予防効果が得られるかどうかはわからないからです。ですから、「1日1回がよいか、2回がよいか」については、患者さんのライフスタイルや既往症、そして内服が規則正しくできる方かどうかといった問診などに基づいて選ばれています。

ワルファリンと違い、新薬のDOACは基本的に採血の必要がありません。でもそれは、逆に言えば薬が効いているかどうかを確認するよい方法がないということでもあります。

最後に中和薬について考えましょう。たとえば大ケガをして出血したときや、緊急手術を行うとき、抗凝固薬が効いたままでは血液が固まらず大量出血をきたしてしまいます。それを避けるために、抗凝固薬の作用を速やかに中和する必要が生じます。ワルファリンにはいくつかの中和薬がありますが、これまでDOACには中和薬がありませんでした。しかしごく最近、ダビガトランの中和薬が市販され注目を集めています。また、それ以外のDOACの中和薬も現在開発中です。

以上、4種類のDOACの違いについて説明しました。4種類のDOACとワルファリンのうち、患者さんの状態に合わせて最もいいと考えられるものが選択されることになります。

*　*

この「薬を煎じ」の章では、脳卒中の予防薬を紹介しました。脳卒中の危険因子を管理する薬や脳梗塞の再発を予防する薬にはいろいろありますので、選択は簡単ではありません。このため、ぜひ一度は脳卒中の専門医を受診して相談してください。専門的な検査の結果からどの薬がよいのかを確認できれば、あとはかかりつけ医に任せることをお勧めします。なぜなら、かかりつけ医であれば、体調がよくないときにすぐに受診して全身のチェックを受けて、薬の調整を相談できるという大きなメリットがあるからです。

また、繰り返しになりますが、糖尿病についてはぜひ専門医の管理を受けてくださ い。絶妙なさじ加減であなたの血糖をコントロールしてくださることでしょう。各病院のホームページにあるスタッフ紹介などで、医師の専門領域を確認されるといいと思います。

さてA子さんのお父さん、とうとう観念して(?)、薬を始めましたね! ただ、またしても禁煙外来の受診を断っていましたが、本当にやめられるのでしょうか? 次の章では脳卒中の手術について紹介します。

(1) Collins R, et al: Blood pressure, stroke, and coronary heart disease. Part 2, Short-term reductions in blood pressure: overview of randomised drug trials in their epidemiological context. Lancet 335: 827–838, 1990

(2) Antithrombotic Trialists' Collaboration: Collaborative meta-analysis of randomised trials of antiplatelet therapy for prevention of death, myocardial infarction, and stroke in high risk patients. BMJ 324: 71–86, 2002

(3) 筒形をした網状の金属製外科器具．その五「術を使え」の章にて解説．

(4) 研究の対象者を無作為にグループ分けして，一方に効果を調べたい治療法を，もう一方には別の治療法（たとえば従来の治療法）を行い，それぞれの結果を比較する試験．

(5) CAPRIE Steering Committee: A randomized, blinded, trial of clopidogrel versus aspirin in patients at risk of ischaemic events（CAPRIE）. Lancet 348: 1329–1339, 1996

(6) Shinohara Y, et al: Cilostazol for prevention of secondary stroke（CSPS 2）: an aspirin-controlled, double-blind, randomised non-inferiority trial. Lancet Neurol 9: 959–968, 2010

(7) 橋本洋一郎：新規経口抗凝固薬（ＮＯＡＣ）の比較．脳外速報 24：２９８–３０３，２０１４

(8) 橋本洋一郎：心房細動に伴う脳塞栓症予防と新規経口抗凝固薬．神経内科 77：４２０–４３１，２０１２

(9) Weitz JI, et al: New oral anticoagulants: which one should my patients use? Hematology Am Soc Hematol Educ Program 2012: 536–540, 2012

脳卒中をやっつけろ 五か条

その五　術を使え

～手術を検討しよう！

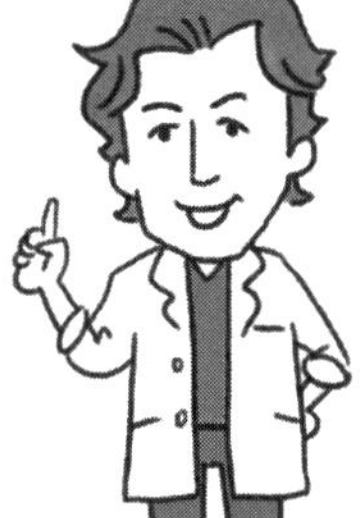

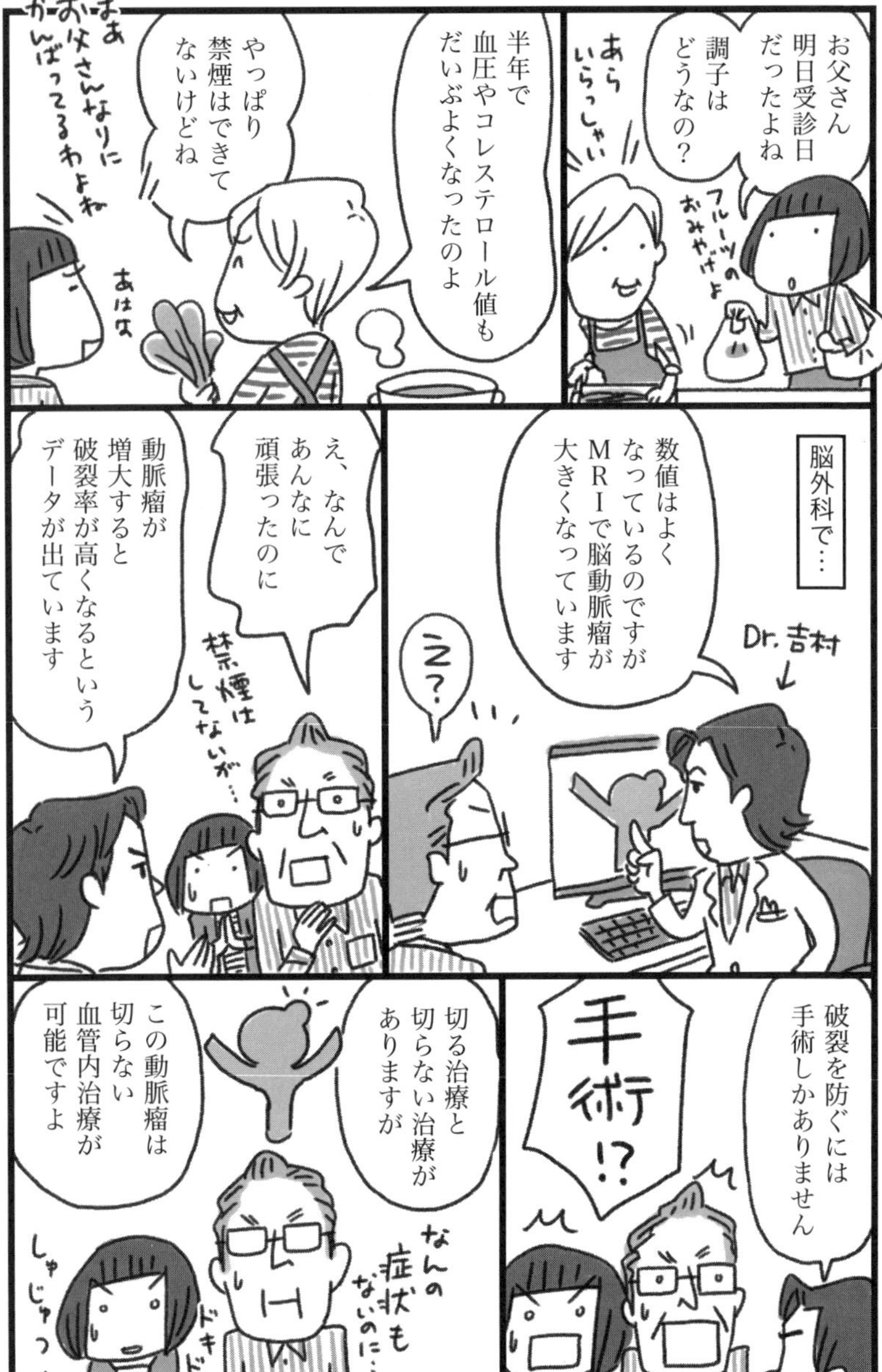

お父さん明日受診日だったよね
調子はどうなの?
あら いらっしゃい
フルーツのおみやげよ
半年で血圧やコレステロール値もだいぶよくなったのよ
やっぱり禁煙はできてないけどね
まぁお父さんなりにがんばってるわよね
あはは
脳外科で…
Dr.吉村
数値はよくなっているのですがMRIで脳動脈瘤が大きくなっています
え?
え、なんであんなに頑張ったのに
禁煙はしてないが…
動脈瘤が増大すると破裂率が高くなるというデータが出ています
破裂を防ぐには手術しかありません
手術!?
切る治療と切らない治療がありますが
この動脈瘤は切らない血管内治療が可能ですよ
なんの症状もないのに…
ドキドキ
しゅじゅつ…

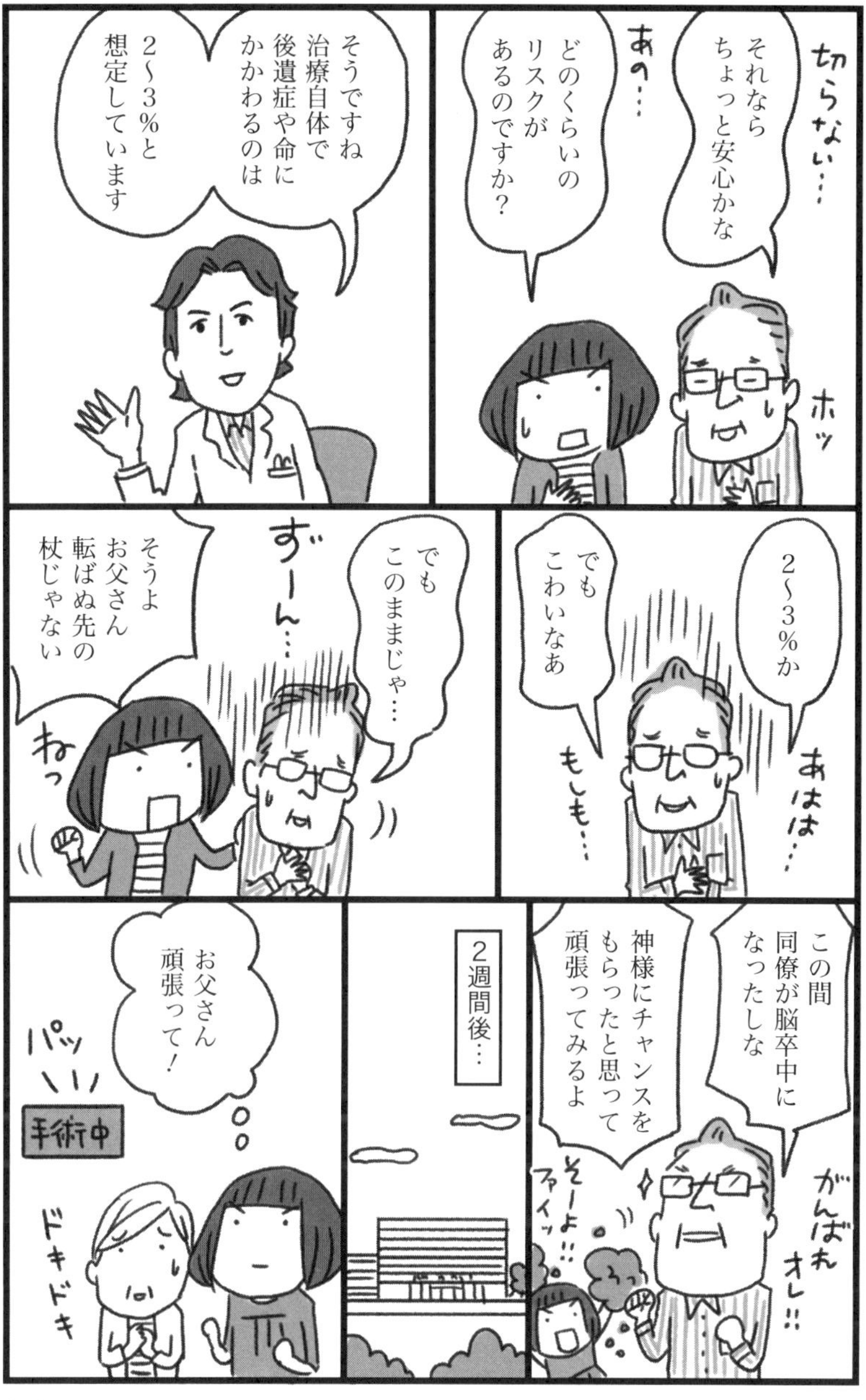
切らない…
それならちょっと安心かな
ホッ
あの…
どのくらいのリスクがあるのですか?
そうですね治療自体で後遺症や命にかかわるのは2~3%と想定しています
2~3%か
あはは…
でもこわいなあ
もしも…
でもこのままじゃ…
ずーん…
そうよお父さん転ばぬ先の杖じゃない
ねっ
この間同僚が脳卒中になったしな
神様にチャンスをもらったと思って頑張ってみるよ
がんばれオレ!!
そーよ!!
ファイッ
2週間後…
お父さん頑張って!
パッ
手術中
ドキドキ

その五　術を使え～手術を検討しよう！

お父さん、健康管理を頑張ったのに脳動脈瘤が大きくなってしまったのですね。ただし、禁煙ができていませんでしたので、そこが悔やまれます。喫煙は脳動脈瘤増大の危険因子なのです。

一般に脳ドックや外来のMRI検査などで未破裂脳動脈瘤が見つかったときには、場所と大きさから推定される年間破裂率と治療法を患者さんに説明します。その結果、経過観察を選んだ患者さんには、定期検査を受けていただきます。これは、後で説明するように動脈瘤が大きくなることがあり、その場合には破裂率が極めて高いためです。実際に増大した場合には、早めの手術をお勧めすることになります。いったん破裂してしまうと、社会復帰率はわずか20〜30％しかないからです。

ただ、手術の合併症による後遺症・死亡が起こる可能性もあるので心配なところです。A子さんのお父さん、よく決心されましたね。手術が成功することを祈りましょう！

ということで、「脳卒中をやっつけろ五か条」もいよいよ最後です。その五は「術を使え」、つまり手術のお話です。手術なんて、誰でもいやなものです。できれば受けたくないでしょう。でもそれが治療としてベストの方法であったら、話は変わってくると思います。

脳卒中には、「出血型脳卒中」と「虚血型脳卒中」があることを説明しました。ここでは出血型脳卒中をきたす①未破裂脳動脈瘤《みはれつのうどうみゃくりゅう》、②脳動静脈《のうどうじょうみゃく》奇形《きけい》と、虚血型脳卒中をきたす③頸動脈狭窄症《けいどうみゃくきょうさくしょう》、④頭蓋内動脈狭窄症《ずがいないどうみゃくきょうさくしょう》、および、出血・虚血のどちらもきたしうる⑤もやもや病の手術を紹介します。

1 未破裂脳動脈瘤

脳動脈瘤の破裂は、くも膜下出血の最大の原因です。そして未破裂脳動脈瘤は成人の2～3％に見つかると報告されており、とても多い病気です。しかしこれまで紹介してきた危険因子の管理や薬物治療では破裂を予防できません。予防するには手術が必要なのです。

では、脳動脈瘤はどの程度の確率で破裂するのでしょうか？ 100％破裂するなら治療が必要ですし、ほとんど破裂しないのなら放置すればいいことになります。脳動脈瘤の年間破裂率については、これまでさまざまな研究が行われています。破裂率は人種によっても違い、日本人は破裂率が高いことが示されていますので、ここでは日本人を対象とした研究（UCAS Japan）[1]を紹介します。

この研究では、脳動脈瘤の場所と大きさごとに1年間の破裂率を示しています。そ

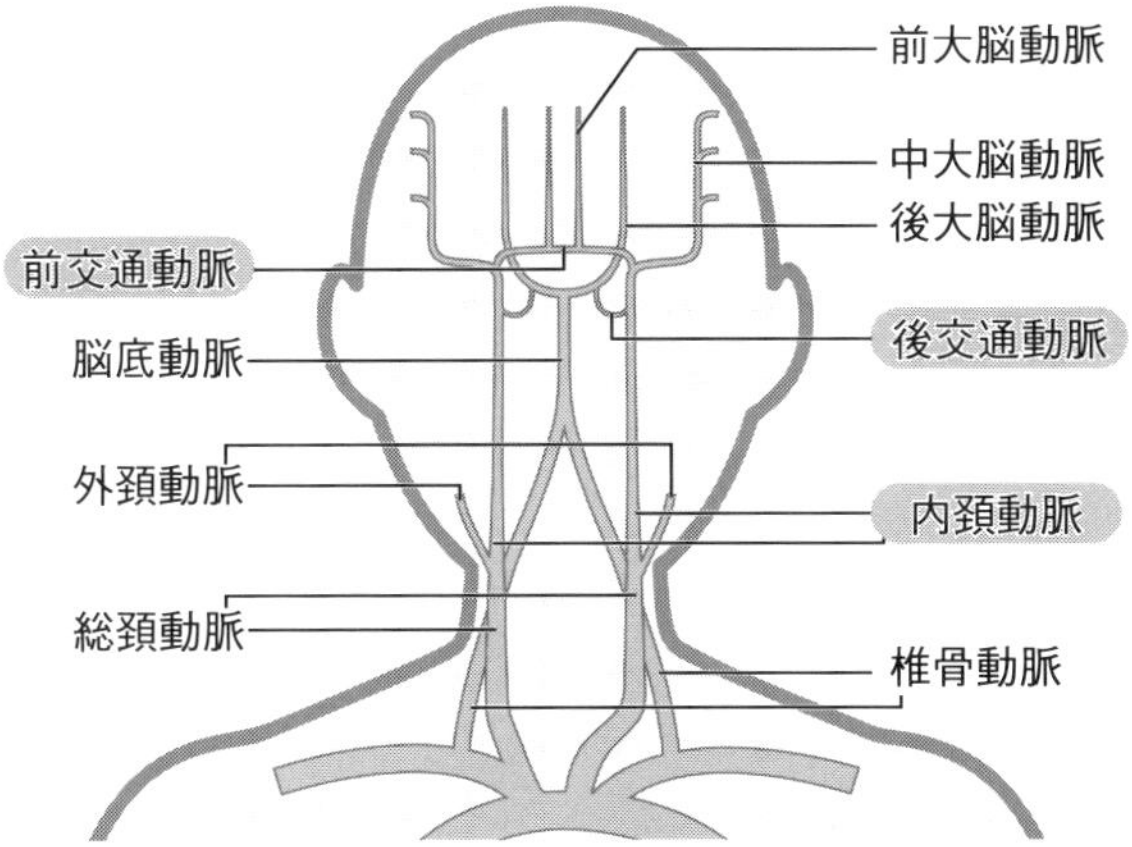

図 5-1　脳の動脈

れによると3㎜以上の未破裂脳動脈瘤全体の年間平均破裂率は0・95％で、大きい脳動脈瘤ほど破裂しやすいことがわかりました。たとえば5㎜未満の脳動脈瘤に比べて、7～9㎜の脳動脈瘤の破裂率は約3・4倍、10～24㎜では約9倍になります。また、場所や形状にも影響されることが明らかになりました。脳の動脈の中でも前交通動脈や内頸動脈-後交通動脈分岐部は破裂しやすい傾向がありますし、いびつな形のものも破裂しやすいと報告されています（図5-1）。このように、脳動脈瘤があっても、人それぞれ危険度が違うのです。

　次に生涯の破裂率を考えましょう。たとえば50代の男性なら20年以上の余命があると推定されます。そこでまず、単純に計算すると、年間1％の破裂率の患者さんの余命が20年と推定される場合には1％×20年＝20％となります。一方、余命が10年の場合には10％となるわけです。このように「年間破裂率」×「余命」は生涯の破裂率の目安になりますが、実際にはそれよりも低くなるとする報告が多いですし、長期的なことは正確には予知できないので、あくまで参考程度と考えてください。

　さて未破裂脳動脈瘤が見つかった場合の対応は、①経過観察、②開頭手術、③血管内治療の3つが選択肢となります。経過観察とは「そのまま様子をみる」ことです。すべての脳動脈瘤が破裂するわけではありませんので、大きさや形、患者さんの年齢などから生涯破裂率が低いと想定されるときは、治療をせずに様子をみるという選択が多くなります。その場合、半年か年に一度、外来でＭＲＩ検査を行って、動脈瘤の形が変わったり、大きくなったりしていないか確認します。というのは、年間2・5〜

4・8%の脳動脈瘤が増大し、増大する動脈瘤は極めて破裂率が高い（年間18・5%）と報告されているからです。このため、定期的な検査で動脈瘤が大きくなった場合には改めて患者さんと相談し、治療を勧めています。

ただし、動脈瘤が大きくなっていなくても破裂する可能性はあります。ですから、どれだけ検査の間隔を短くしても、破裂を予防することはできないのです。このように、経過観察を選択する以上、自然に破裂してしまうリスクを受け入れる必要があります。一方で治療を選択する場合には、その合併症リスクを受け入れる必要があるのです。このように、どちらを選んでもリスクは0%ではありません。

ではあなた自身、あるいはご家族に脳動脈瘤が見つかった場合には、どうしますか？手術は怖いですが、「もしも破裂したら」と考えると、とても心配です。医師から「頭の中に爆弾がある」といった説明をされたという話も聞きます。これは恐怖心をあおる、よくない説明だと思いますが、患者さんご自身がこのように表現することもあります。脳動脈瘤を治療するかどうかは人生を分ける選択になりますので、できるだけ正確な情報を入手してご家族と共にじっくり考えてください。

続けて実際の治療を詳しく解説します。大きく分けて、開頭《かいとう》手術（クリッピング術）と血管内治療（コイル塞栓術）の2つがあります。

基本編

◆開頭手術（クリッピング術）

正式には脳動脈瘤頸部《けいぶ》クリッピング術といいます。この治療法は歴史があり、長期的に再発が少ないことが知られています。全身麻酔で頭の皮膚を切り、頭蓋骨の一部を開けて（「開頭」といいます）、脳と脳の隙間に少しずつ分け入って、動脈瘤の根元を「クリップ」で挟み、脳動脈瘤の中へ血液が入らないようにする方法です（図5-2）。

こう聞くと、「おそろしい！」と思ってしまうかもしれません。実は私も医学生時代や医者になりたてのときにはそう思っていました。でも「頭を開けるのは怖い！」という直感的なことだけで、手術法を選択してはいけないのです。この手術は脳の浅

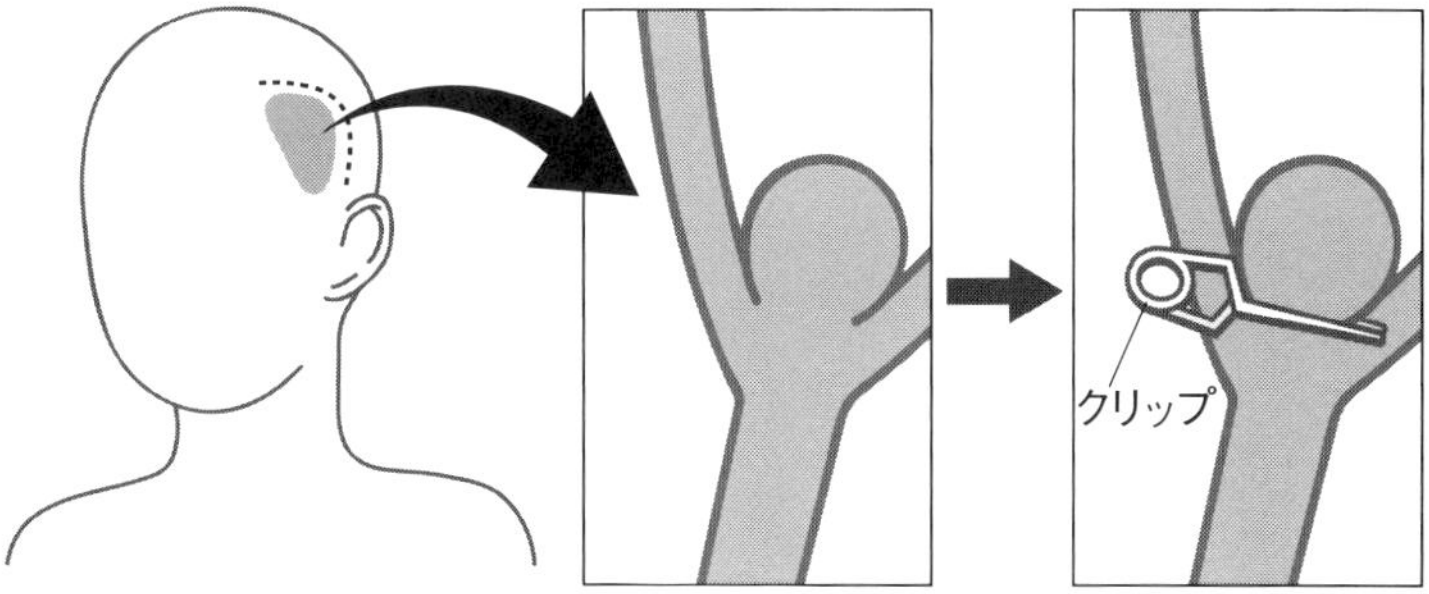

図 5-2 クリッピング術

い場所にある動脈瘤には極めて安全だからです。

確かに手術後の後遺症として、マヒなどのリスクが少なからずあります。術野（手術を行っている場所）では一見うまくいっているように見えても、実は手足の動きに関係する血管の流れが悪くなることがあるのです。しかし、以前は患者さんが麻酔から覚めなければ、マヒが出ているかどうかがわからなかったのですが、現在では術中にわかるモニターが使用可能となりました。血行障害による運動マヒを術中に確認して、対処できるようになったのです。このモニターが使えるようになる前は、患者さんが麻酔から覚めて、手足の動きを確認するまでは本当にドキドキしていましたが、術中にマヒの有無がわかってしまうのですから、本当にいい時代になりました。

ただし、このモニターだけでは完全ではありません。処置した血管が詰まりかけていても、血液が流れている間はモニターでは異常がとらえられないことがあるのです。このため私たちは、さらに超音波ドップラーと術中蛍光血管撮影[2]という検査法を加え、血管の中の流れを何重にもチェックするようにしています。このように「石橋をたたいて渡る」ように慎重に手術を行うことで合併症はかなり少なくできるのです。

✦コラム⑧✦

開頭手術では骨はどうなるの？

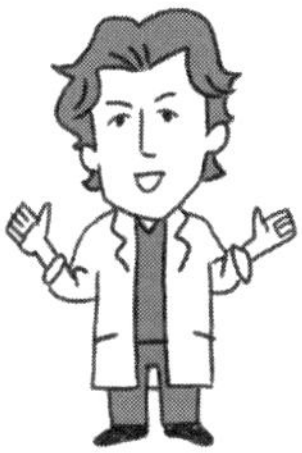

開頭手術を予定している患者さんから、「頭の骨はどうやって開けて、その後、どうなるのですか？」とよく質問を受けますのでここで説明しておきますね。

まず必要最小限の頭皮を切って頭の骨を露出します。次に頭の骨にドリルで穴を開けます。「穿頭《せんとう》」といいます。といっても工事現場のドリルとは違い、脳神経外科手術専用のドリルで、骨を通り抜けて抵抗がなくなると、クラッチのような原理でドリルの先端が止まり、脳を傷つけないようになっているのです。すごいですね！

さて何カ所か穴を開けたら、電動ノコギリでその穴と穴をつなぐように骨を切ります。そうすると骨の一部が外れます。その骨は、手術が終わったら元に戻します。

では、一度外した骨をどうやって固定するのか？　驚かれるかもしれませんが、チタン製のネジとプレートで固定するのです。次のページに写真でお示ししたように、このプレートはとても薄くできていて、固定用のネジの頭も平たく設計されていますので、固定後も出っぱりがほとんどありません。また、骨を切るときにできた溝も骨の粉や人工骨でふさぎ、手術後にへこみができないように配慮します。

このように美容的な配慮をすると、術後に傷がほとんどわからなくなるのです。外来で自分の患者さんに、「えーっと、どちら側の手術でしたか？」とお尋ねすることがあるほどです。以前と違い、「美容的」な配慮が行われるようになり、開頭手術も進歩しています。

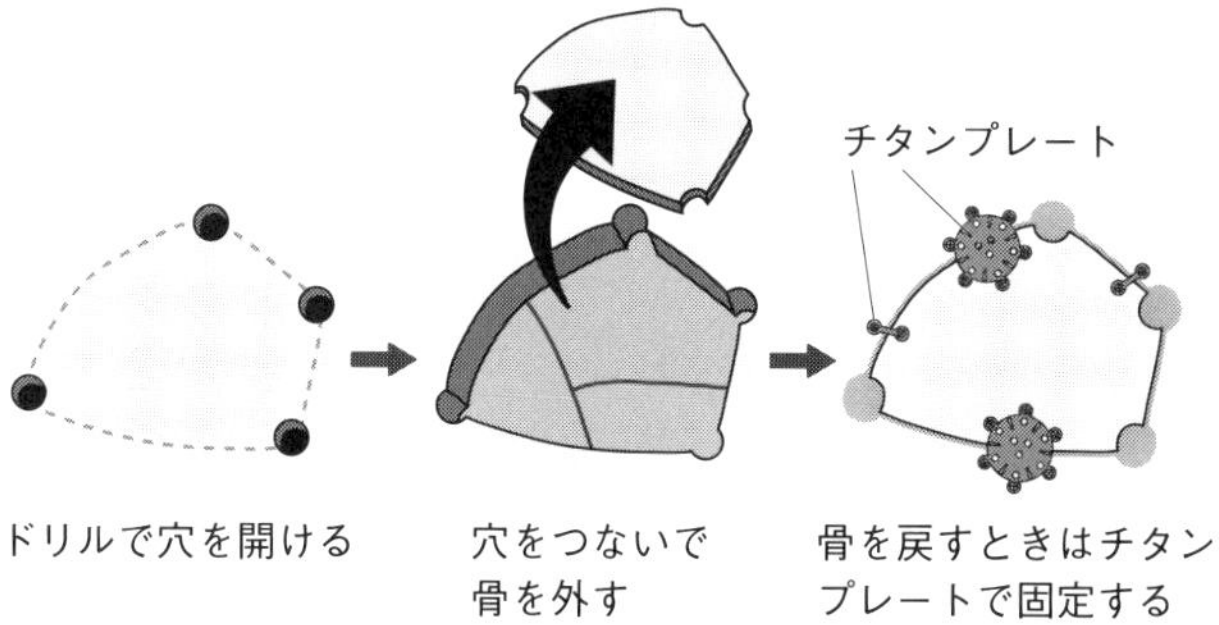
チタンプレート
ドリルで穴を開ける
穴をつないで
骨を外す
骨を戻すときはチタン
プレートで固定する

開頭の流れ

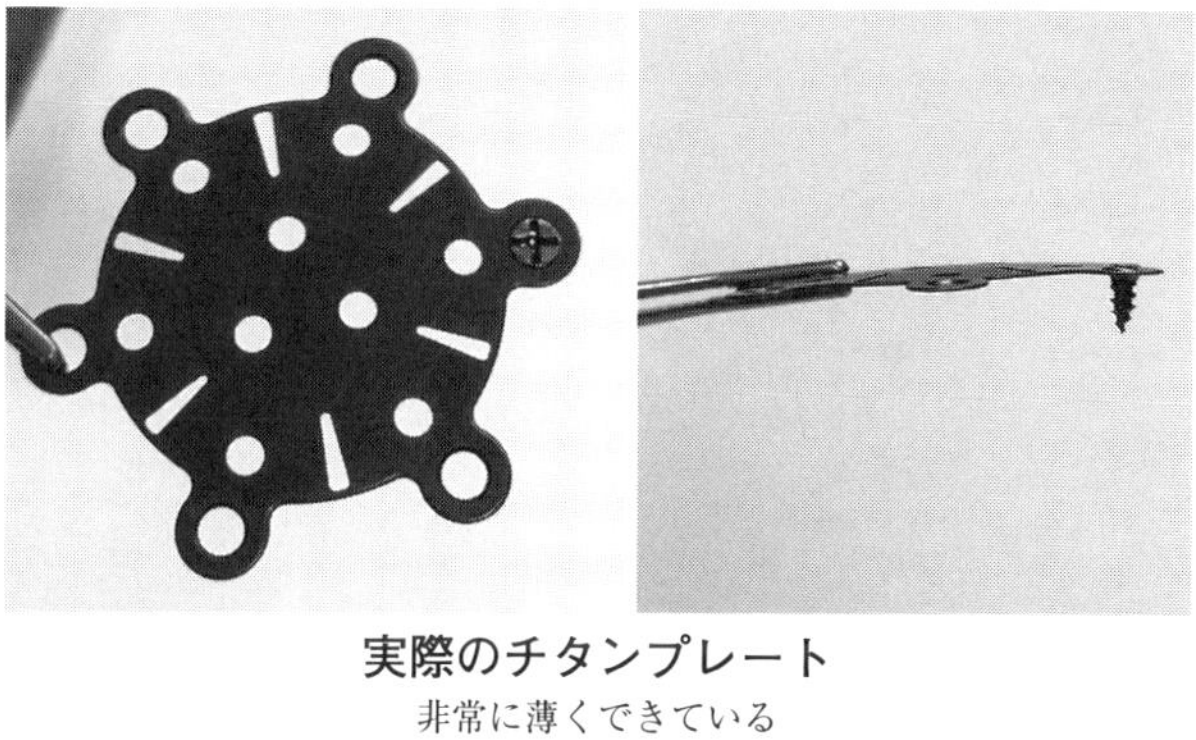

実際のチタンプレート
非常に薄くできている

◆血管内治療（コイル塞栓術）

血管内治療では、まず足の付け根から管を入れ、血管の中に造影剤という薬剤を流してレントゲンで見ながら、首の辺りまで誘導し、その中にさらに直径1㎜以下の細い管（「マイクロカテーテル」といいます）を入れて、動脈瘤の中に入れます。そして管を通して瘤の中に柔らかいコイル（金属の糸のようなもの）を詰めて、瘤の中へ血液が流れ込むのをストップする方法です（図5-3）。カテーテルを使うのでカテーテル治療ともいいます。

血管内治療はメスを使わない、体に優しい治療です。このため、最近では多くの患者さんが血管内治療を希望されます。何しろ頭を開かなくてもいいのですから、患者さんにとって安心感が大きいのです。A子さんのお父さんもこの方法を勧められていましたね。

とはいえ、血管内治療も万能ではありません。動脈瘤の入り口（ネック）が狭い場

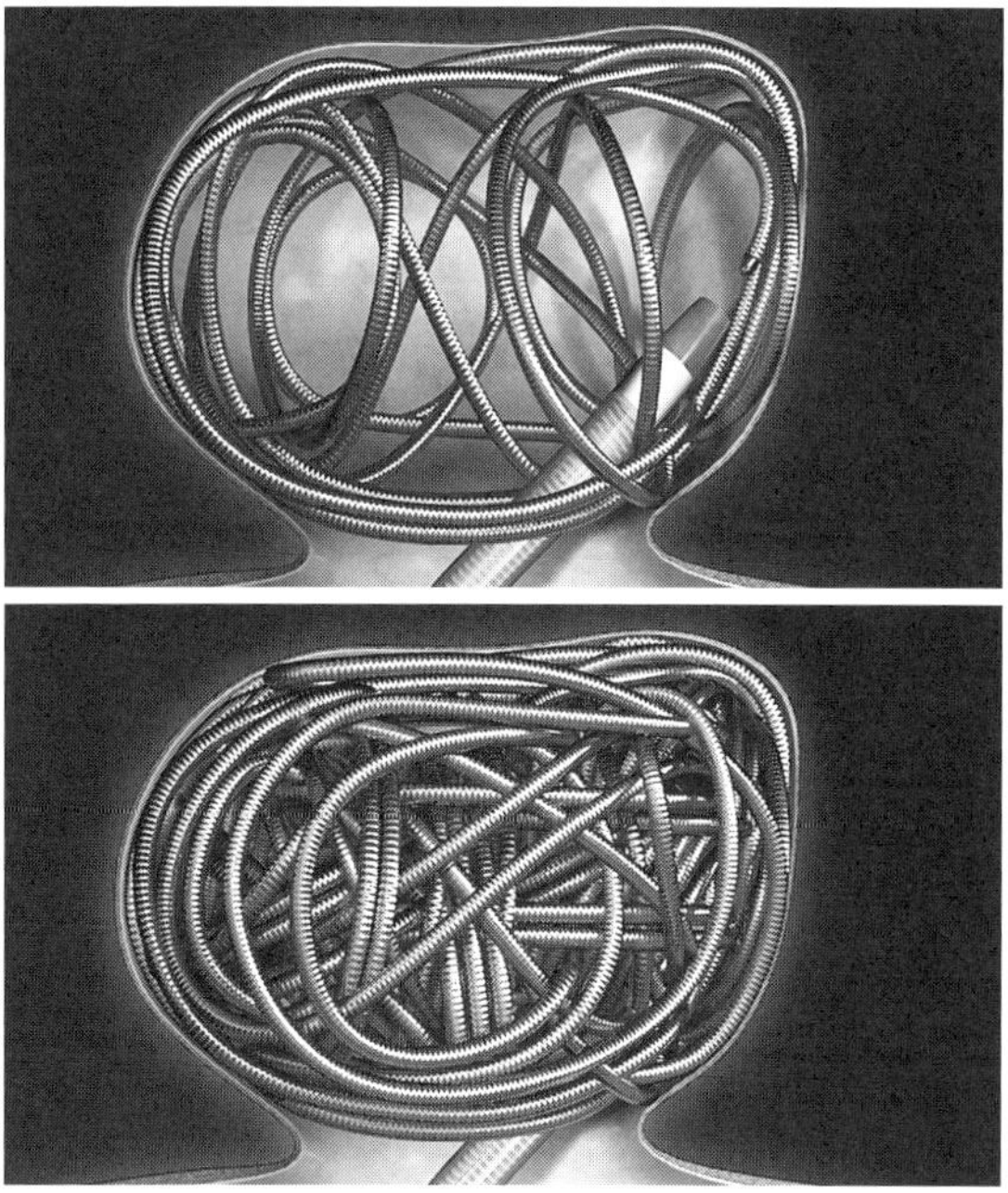

図 5-3　コイル塞栓術
（日本ストライカー社より提供）

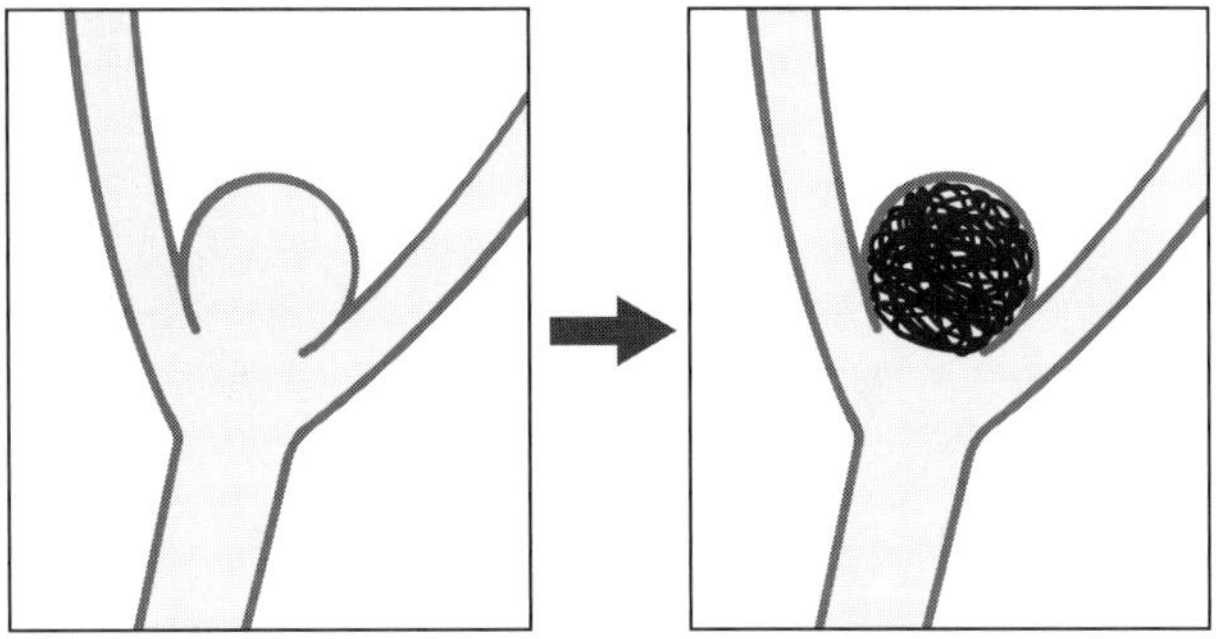

図 5-4　ネックの狭い動脈瘤

コイル塞栓術が適している

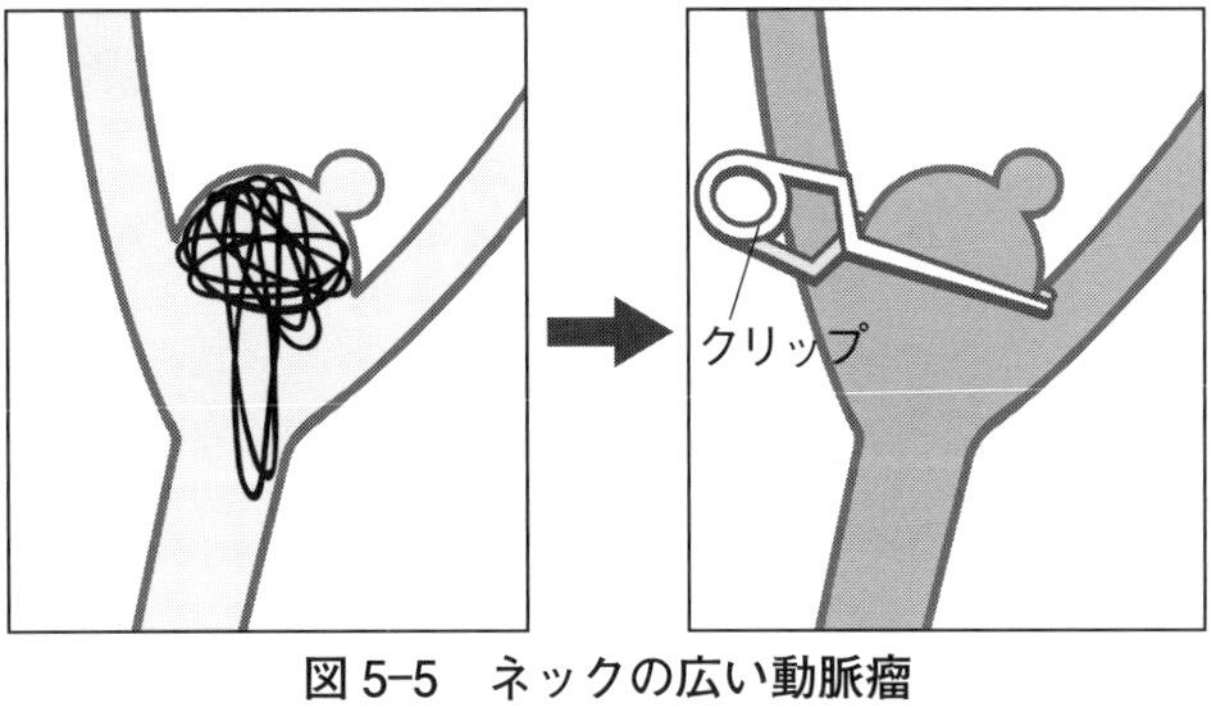

図 5-5　ネックの広い動脈瘤

コイルがはみ出るのでクリッピング術のほうがいい

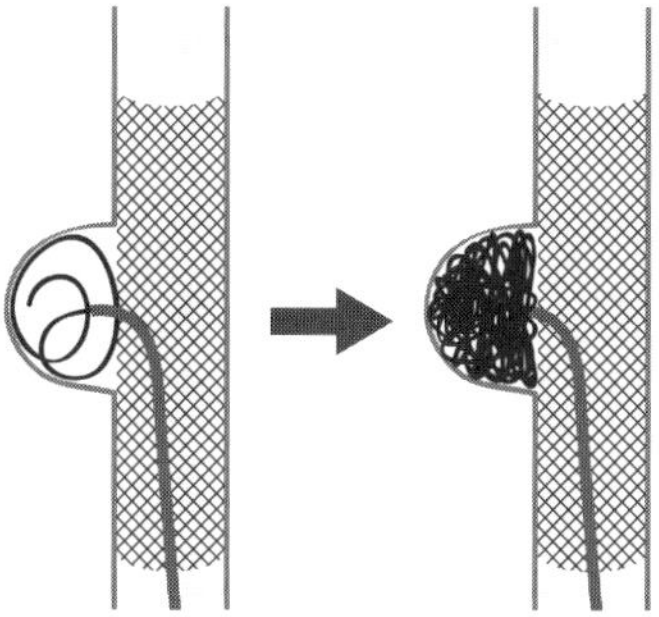

図 5-6　ステント併用コイル塞栓術

合には血管内治療が安全にできます。コイルが瘤の中にうまく納まるので、詰めやすいのです（図5-4）。しかし、入り口が広い場合にはそのままではコイルがはみ出てきてしまいます。このような動脈瘤に対しては、クリッピング術のほうが安全ということになります（図5-5）。

一方、動脈瘤自体から枝分かれがない場合には、ネックが広くても、ステント（金属のメッシュの筒）を支えにすることで、コイルを使った治療が可能です（図5-6）。ただしステントを併用した場合には、留置したステントに血のかたまりができることがあるので、治療後も血液をさらさらにする薬（抗血小板薬）を内服する必要があります。

✦コラム⑨✦

自分が手術を受けるとしたら!?

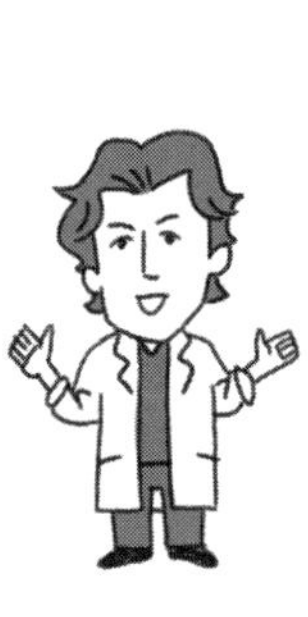

お話ししたように最近では脳動脈瘤に対する「血管内治療（コイル塞栓術）」が増えていますが、「開頭手術（クリッピング術）」も多く行われています。それに、小さなキズから手術をする「カギ穴手術」という方法もあります。血管内治療と開頭手術、さらにはカギ穴手術のどれが一番いいのでしょうか？

答えは、実は一つではありません。それぞれの動脈瘤の位置や大きさ、形、患者さんの年齢などによりベストチョイスは変わります。しかしここで重要なことがあります。一つの方法（開頭手術のみ、または血管内治療のみ）でしか治療していない施設（科）では、どうしてもその施設が得意とする治療法に偏ってしまうということです。それぞれの患者さんに適した手術をすることこそがよい成績につながるはずです。ですから、治療法を選ぶ段階では、他の治療を行っている施設でも説明を受けてください。

さてここで本音トークとしておもしろいのは、もし私自身に未破裂脳動脈瘤があって、手術をしなければいけないとしたらどういう治療を受けるかということです。正直に言いましょう。まず血管内治療が安全にできる動脈瘤であったら、迷わず血管内治療を行います。「行います」と言うのは、よほど難しくなければ局所麻酔で自分自身で手術をしたいと考えているからです。自分自身の技術を最も信頼しているということかもしれませんし、自分自身ならあきらめもつくということかもしれません！（笑）

でも、もし開頭手術のほうが安全な動脈瘤だったら？　そのときは力ギ穴手術ではなく、通常の開頭手術を選びます。広い術野で多方向から動脈瘤とその周囲血管を観察し、術中モニターを使って術中にマヒが出ているかどうか確認しながら進める手術を受けたいと思います。傷がきれいになることを優先してリスクが増えては本末転倒だからです。髪の毛がはえているところの皮膚を切るので、どうせ傷痕は見えません。何よりも手術の結果を優先して、安全な方法を選ぶと思います。また、クリッピング術の経験が多く、治療成績がいい医師を選びます。何でもそうですが、慣れていることは大切ですし、それまでの治療成績がいいことは最も重要な要素だと思います。それにしても開頭手術の場合にはさすがに自分で自分を手術できないのが残念です。そうなったら、さて、誰に頼むかな？

応用編

◆大型・巨大脳動脈瘤の治療：親動脈閉塞術

開頭手術（クリッピング術）、血管内治療（コイル塞栓術）、どちらの手術も困難な場合もあります。そのうちの一つが、大型・巨大脳動脈瘤です。通常の動脈瘤の大きさは5～10㎜以下ですが、もっと大きいものがあり、最大径が10㎜以上のものを大型動脈瘤、25㎜を超えるものを巨大動脈瘤といいます。大型・巨大脳動脈瘤は、通常の動脈瘤と異なり、血管が脳神経を圧迫することで生じる目の異常（ものが二重に見える、目が見えにくいなど）で発症することもあります。また、大きな動脈瘤はそもそも破裂率が高いので治療が必要なことが多いのですが、開頭手術も難しく、血管内治療では再発しやすいというやっかいなしろものです。

「こういう症例でもクリップする！」という医師はいます。しかし大型・巨大脳動脈瘤は周辺の正常な血管や脳神経と癒着《ゆちゃく》（炎症や手術後の回復過程で組織同士がくっついてしまうこと）していることも多く、クリップすることでこれらが損傷される可能性が高いので、治療成績は不良とされています。このため、徐々に別の治療法が行われ始めました。その方法は、動脈瘤ができている根元の血管（親動脈《おやどうみゃく》）ごと血流を止めてしまう、という方法です。医学的には「親動脈閉塞術《おやどうみゃくへいそくじゅつ》」といいます。

「え？　脳にいく血管の流れを止めてしまっても大丈夫なの？」という声が聞こえてきそうです。その通り。親動脈の血流を止めることで、すぐに脳梗塞になってしまう人もいます。でも、まったく大丈夫な人もいます。周りの血管から血流が補われる人は大丈夫なのです。それを判定するために、血管の中で小さな風船をふくらませ、目的の血管の流れを止めてみて、症状が出るかどうかを調べます。その結果を基にバイパス術の必要性を検討します．バイパス術とは、血管と血管をつないで迂回路（バイパス）をつくり、脳への血流を保つ手術です（図5-7）。血流を止めるとすぐに症状が出るようなら太いバイパスが必要で、症状は出ないものの、血流が減る人は細いバイパス、症状も脳血流の異常もない人はそのまま止めることが可能といわれています。

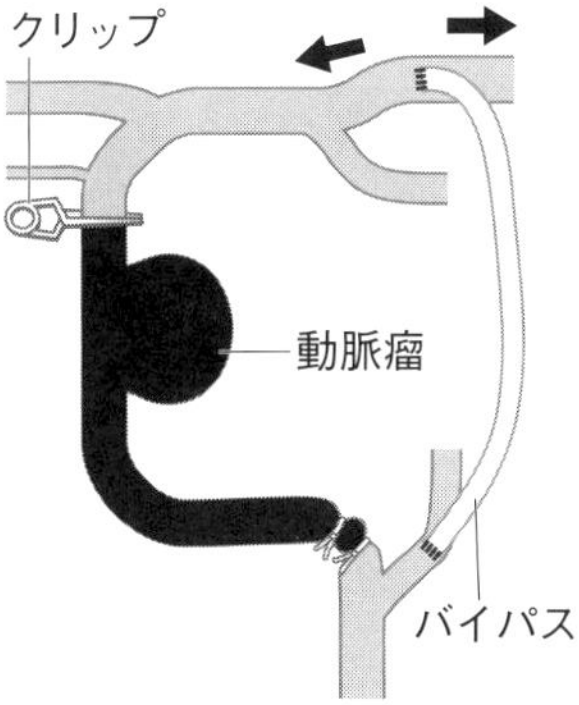

図 5-7　バイパス術

もちろん、実際の治療では血栓ができて思わぬ合併症が起きる場合もあるので、バイパス＋親動脈閉塞術で治療合併症が起きないということではありません。しかし、大型・巨大脳動脈瘤は放置した場合に破裂率が高い（年間4～33％）ので、何らかの治療を要することが多く、クリッピング術が危険な場合には、このバイパス＋親動脈閉塞術が次善の策として行われています。

◆大型・巨大脳動脈瘤の治療：血管内治療

さて、大型・巨大脳動脈瘤の治療として、このバイパス＋親動脈閉塞術は現在も行われ

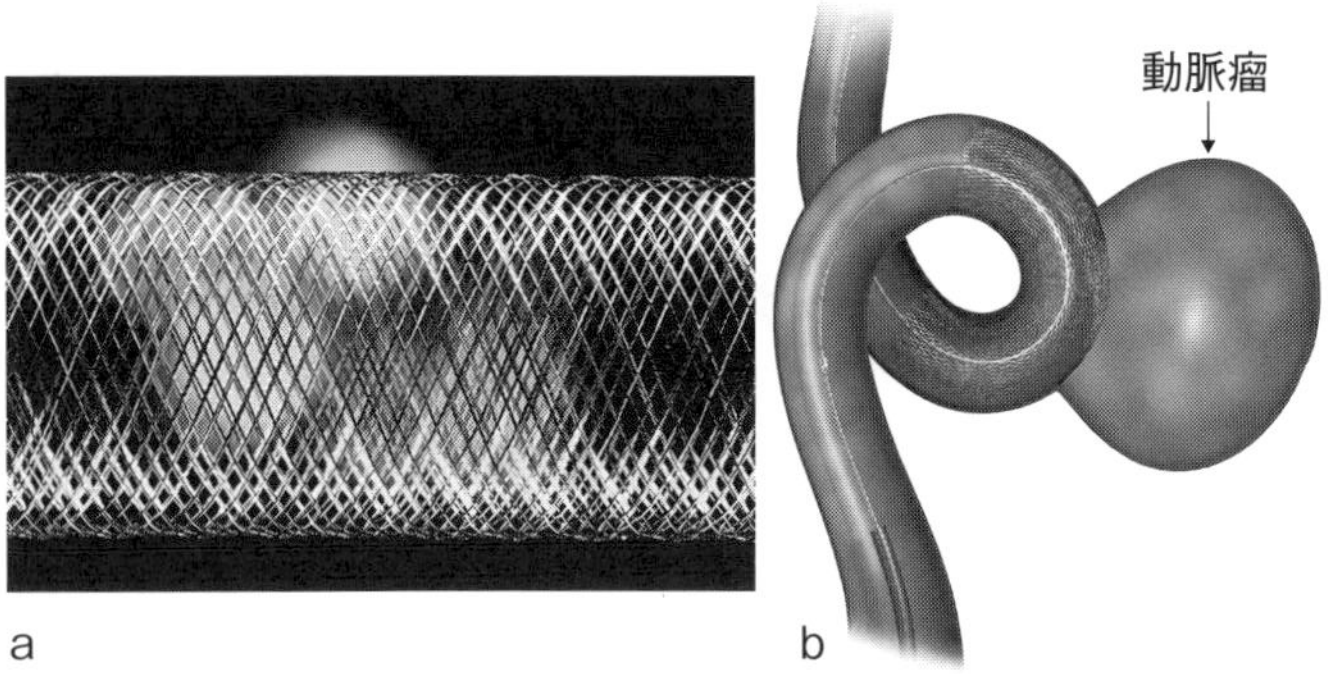

図 5-8　フローダイバーター

（日本メドトロニック社より提供）

ていますが、太いバイパスが必要な場合には、腕や足の血管を移植して首から頭までつなぐという大がかりな方法であるため、体に与える影響が大きいのが難点です。

このような状況を背景に、大型・巨大脳動脈瘤に対する新しい器具が開発されました。「フローダイバーター」という非常に目の細かいステントです（図5-8a）。この器具はこれまでの血管内治療と違い、瘤の中にコイルを入れません。目の細かいステントを脳動脈瘤のある血管に置くだけです（図5-8b）。そうすると元の血管の血流は保たれつつ、瘤への血流はゆっくりになり、瘤内で血液がよどんで血栓化し、瘤が徐々に縮小するという治療法なのです。

これまでは大型・巨大脳動脈瘤に対する血管内治療では、①コイルを詰めることで圧迫症状が増えてしまう、②術後、短期間に再発してしまう、といった問題点がありましたが、フローダイバーターを留置することで圧迫症状が改善することが多く、再発も少ないことが知られています。従来の血管内治療とは一線を画す、画期的な治療といえます。私自身も多くの患者さんにこの治療を行ってきましたが、開頭手術よりも格段に安全性が高いと感じています。この治療法はまだ限定された施設でしか受けることができませんし、内頸動脈の近位部（後交通動脈より手前）の、最大径10㎜以上の未破裂脳動脈瘤にしか適応となりません。しかし今後、新しい機器が承認されればさらに適応が広がり、安全性も高まっていくと考えられます。

②脳動静脈奇形

脳の動脈は枝分かれして徐々に細くなり、最終的には毛細血管になります。そして脳に栄養を与えた後、静脈となって心臓に戻るという仕組みになっています（図5-9a）。脳動静脈奇形は動脈と静脈が異常な血管のかたまりを通じてつながり、動脈の血液が毛細血管を経ずに直接静脈に大量に流れ込む病気です。（図5-9b）。この病気は先天性で、母胎内で脳の血管が作られる過程で発生するとされています。

この病気が原因となって、脳出血やくも膜下出血、てんかん発作をきたす場合があります。男性に多く、50代までの発症が多いとされていますが、最近ではＭＲＩで偶然に発見されることも少なくありません。脳動静脈奇形が見つかった場合、生涯の出血率（％）は「１０５－年齢」で近似されると報告されています。たとえば30歳で見つかると、１０５－30＝75％ということになります。このため、若い人ほど治療の必

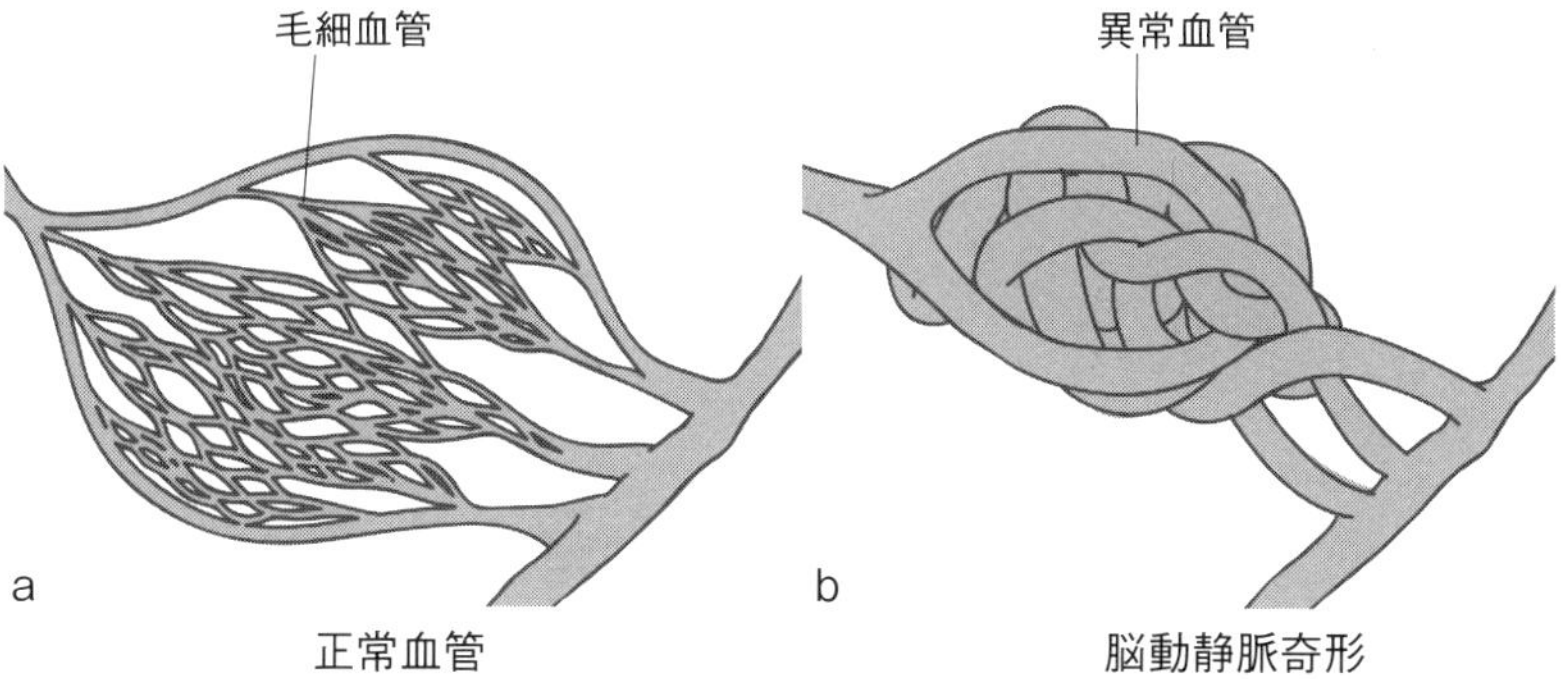

図 5-9　脳動静脈奇形

要性があることになります。

治療法には、①開頭手術、②定位《ていい》放射線《ほうしゃせん》治《ち》療《りょう》、③血管内治療、④それらの組み合わせ、があります。開頭手術は、異常血管周囲に重要な機能がなく、異常血管が小さい場合に勧められています。しかし、異常血管が脳の深い場所にあったり大きい場合、あるいは脳の重要な機能部位（運動野、言語野など）が近くにある場合には、リスクが高くなります。このため、定位放射線治療が考慮されます。これは頭に多方向から放射線のビームを当てることで、脳内の異常血管に放射線を集中的に当てる方法です（図5-10）。この方法なら

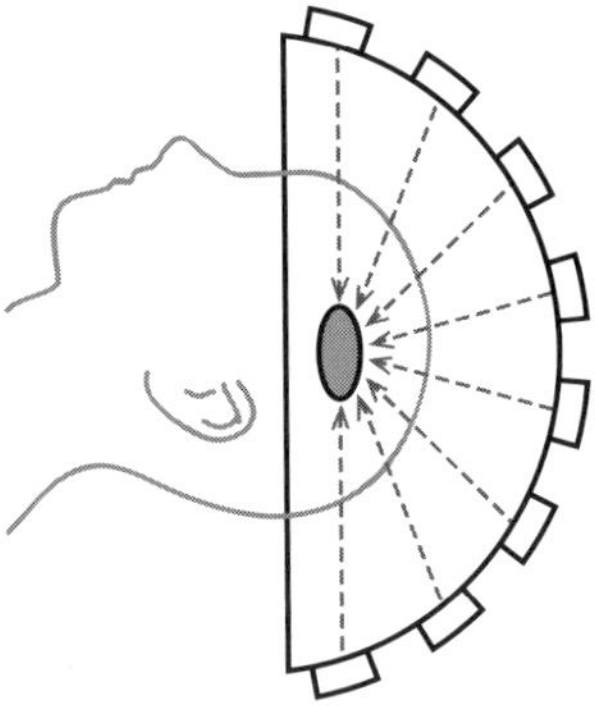

図 5-10　定位放射線治療

脳の深部でも安全に治療が可能ですし、開頭することなく治療できます。ただ、定位放射線治療は病変（血管のかたまり）が小さいほど有効で、最大径が3cm以上になると完治率が極端に低くなってしまいます。このため3cm以上ある病変に対しては、血管内治療で異常な部分に塞栓物質を詰める方法と組み合わされることがあります。

ただし、脳動静脈奇形の構造は極めて複雑で、脳動脈瘤など他の病変を合併することもありますので、実際の治療選択にあたっては患者さんの精密検査の結果を基にして個別に判断されます。

3 頸動脈狭窄症

頸動脈が動脈硬化で細くなる（狭窄《きょうさく》）と脳梗塞の原因になります。このため、血液をさらさらにする薬（抗血小板薬）を内服することで再発を予防します。しかし、狭窄が軽ければ薬で対処できるのですが、高度な狭窄（一般的に70％以上の狭窄を高度とします）では予防しきれなくなります。特に脳梗塞などの発作を起こした人は再発率が高いことが知られており、マヒや言語障害などの症状を一時的にでも出した場合を「症候性」、症状がなく偶然に診断された場合を「無症候性」と区別しています。

薬の内服以外には、どのような治療法があるのでしょうか？　頸動脈狭窄症に対しても外科手術と血管内治療の2つの方法があります。外科手術では全身麻酔で首の辺りを切り、分厚くなった血管の壁を取り去ります（図5-11）。一方、血管内治療では、細くなったところまで管を入れ、風船とステントを使って広げます（図5-12）。

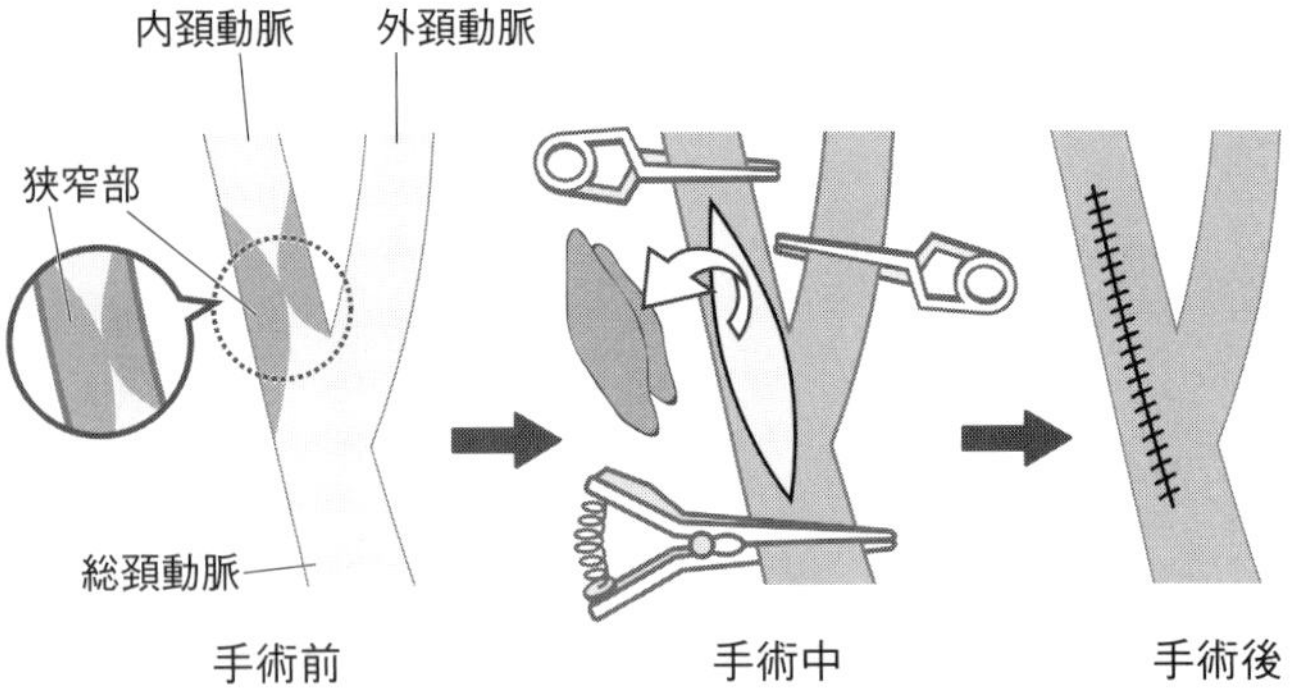

図 5-11　外科手術（頸動脈内膜剝離術：CEA）

ではどちらの治療法が優れているのでしょうか？　血管内治療が始まったばかりの頃は外科手術のほうが成績がよいとする報告がほとんどでした。血管内治療の際にできた血栓や血管の破片が脳に流れ、脳梗塞を起こすことがあったのです。しかし、それらの問題を予防する仕組み（脳保護[3]）を併用することで治療成績がよくなり、現在ではどちらもほぼ同程度の治療成績になってきています。

そうなるとすべて切らない治療でいいように思えます。しかし、実際には違います。細くなった部分の血管の壁が硬すぎる場合には風船やステントで広がりませんし、逆に軟ら

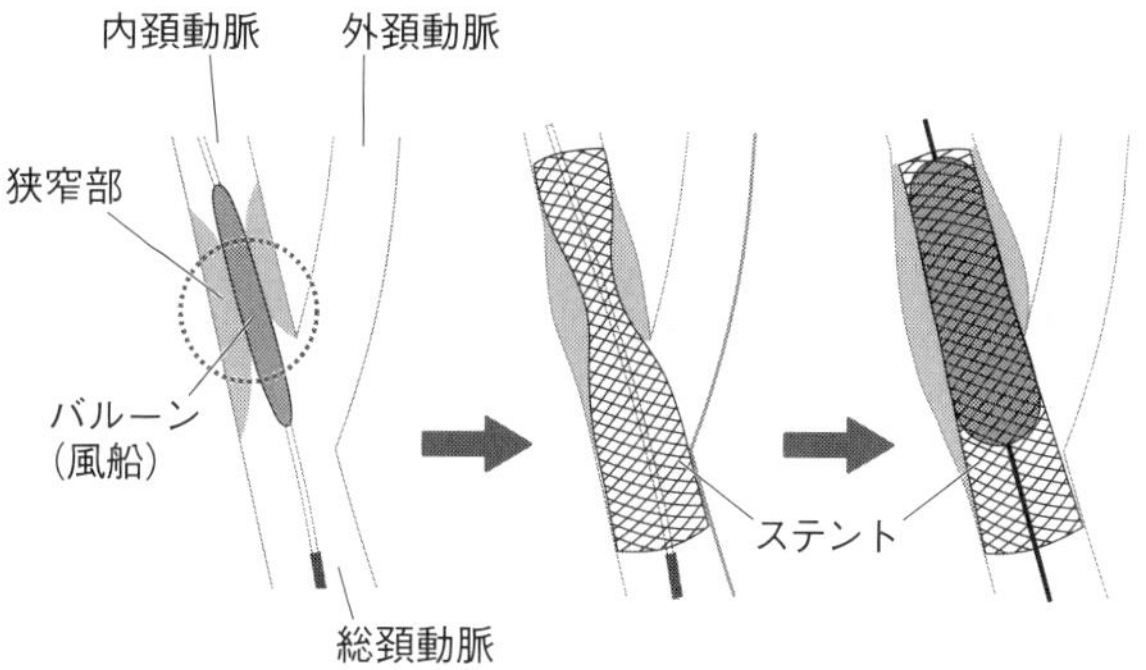

図 5-12　血管内治療（頸動脈ステント留置術：CAS）

かすぎる場合には、血管の壁の中のドロドロしたものがステントのメッシュを通り抜けてはみ出し、脳に飛んで脳梗塞を起こすことがわかってきました。このため、最近では治療前に血管の壁が硬すぎたり軟らかすぎたりしないかどうか、あらかじめ超音波やＭＲＩで調べるようになってきています。私たちも術前のＭＲＩによる診断に基づいて治療法を選ぶことで、全体の治療成績が改善することを報告しています。

④ 頭蓋内動脈狭窄症

頭の中の血管が細くなることを頭蓋内動脈狭窄症といい、これが原因となって脳梗塞を起こすこともあります。日本人を含め、アジア人にはこのタイプの脳梗塞が多いことが知られています。頭の内の血管が細い場合も、症状が出た場合や高度に細い場合には、まず血液をさらさらにする薬（抗血小板薬）を内服してもらいます。ではこの病気も頚動脈と同じように、高度に狭窄している場合にはステントを留置すればよいのでしょうか？　答えは、ノーです。なぜなら、頭の中の血管は細くて壁が薄いので血管内治療で傷つきやすく、特に細くなっている血管から枝分かれしている血管があると、ステントなどで広げたときにその枝が詰まってしまうことがあります。頭の中の血管は頚動脈よりもステント留置のリスクが高いのです。

実際、臨床試験の結果、血管内治療を行うよりも内服薬のみで様子をみたほうがよ

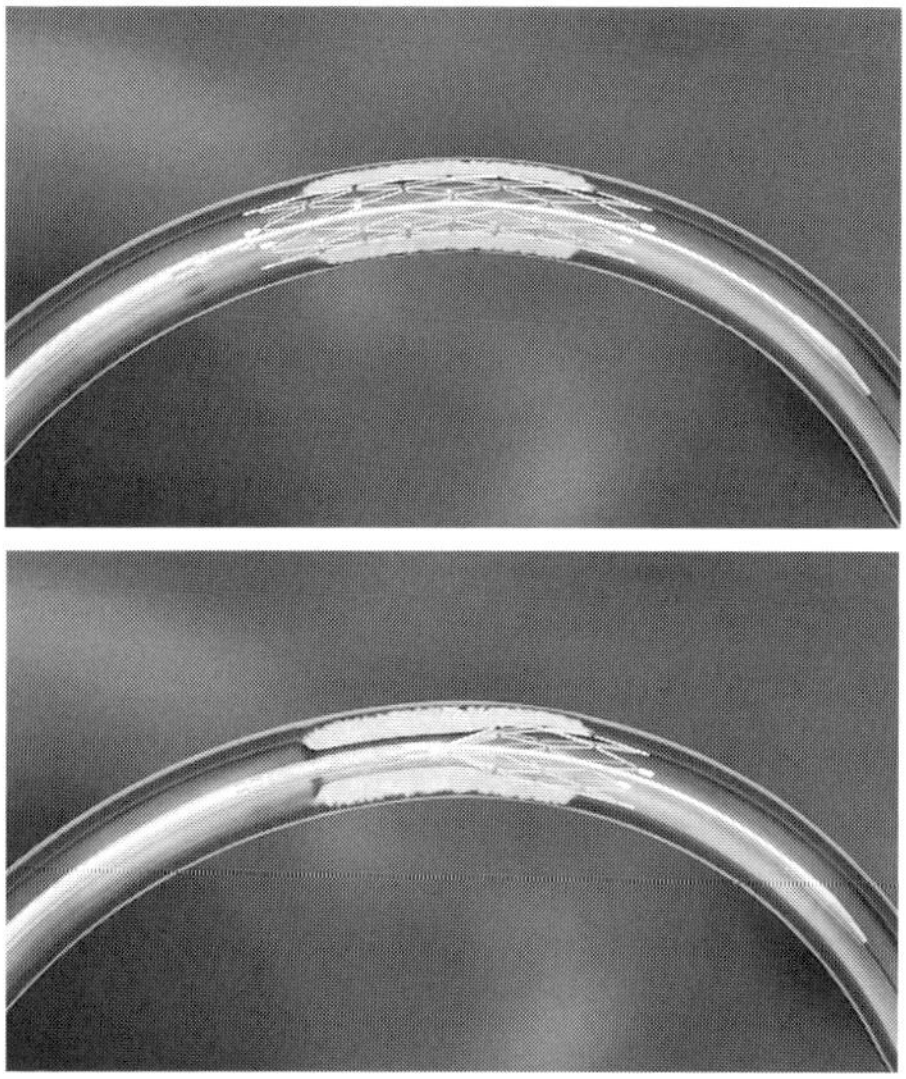

図 5-13 頭蓋内動脈狭窄症へのステント留置術
（日本ストライカー社より提供）

い結果だったことが報告されています。このため、頭の中の血管が細い場合には、まず内科的治療が第一選択になります。しかしそれでも発作を繰り返す場合には、血管内治療やバイパス術が行われます。血管内治療では細いところに風船付きのカテーテルを誘導し、風船で細い部分を開いた後、ステントを留置します（図5-13）。頸動脈のよ

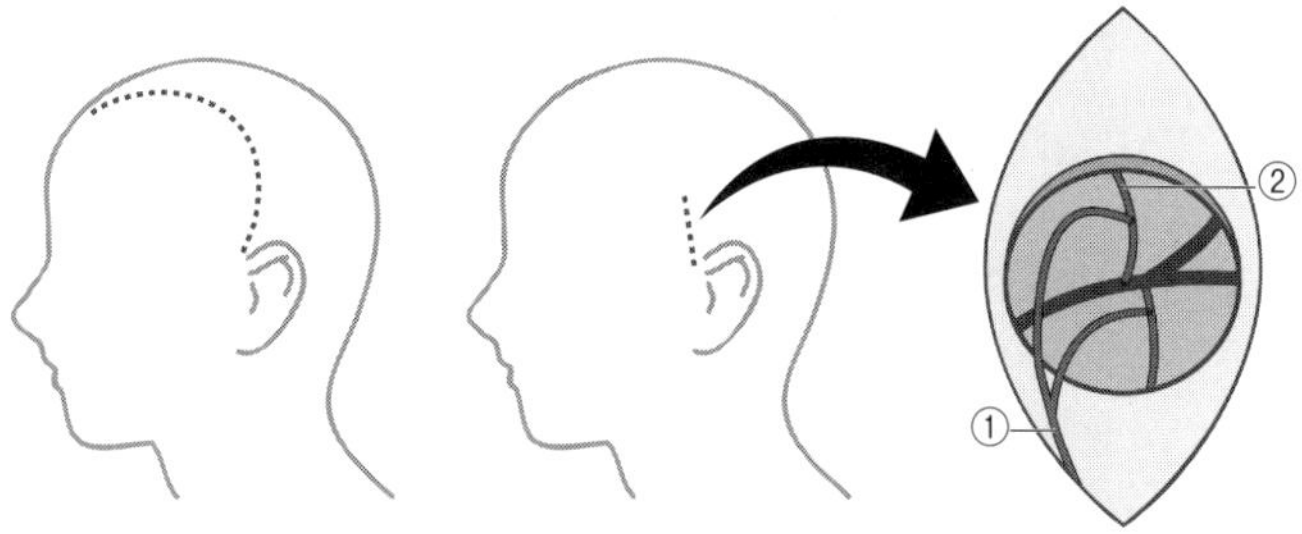

図 5-14　ダブルバイパス術

バイパス術は，浅側頭動脈という皮膚の血管①を，中大脳動脈という脳の表面の血管②につないで血流を回復させる手術である．低侵襲バイパス術では，開頭を 500 円玉サイズにまで抑えられる

うな脳保護は行いません。脳の細い血管なのでそのような方法が行いにくいのです。

一方、バイパス術の場合には、耳の前を走る皮膚の血管（浅側頭動脈）を脳の表面の血管（中大脳動脈）につなぎます。私はこのような場合の手術法として、小さな傷で行うバイパス術をしています。手術法に改良を加えたところ、5〜7㎝程度の線状の皮膚切開をするだけで2本の血管をつなぐダブルバイパスも可能となりました（図5-14）。この方法は体に優しいバイパス術と考えています。

5 もやもや病

まず、もやもや病という名前からどのような病気を連想されますか？ 以前、市民公開講座で一般の方にお尋ねしたところ、一番多かった答えは「気分がもやもやとする病気」でした。しかし、そうではありません。もやもや病は、脳の太い血管である内頚動脈が徐々に細くなり、詰まってしまうために、脳梗塞や脳出血を起こす病気なのです。

脳血管の検査を行ったところ、血管があたかもタバコの煙が立ち上るように「もやもや」と見えたことに由来しています。日本で最初に発見された疾患なので、英語でも「もやもや病：Moyamoya disease」といいます。

もやもや病は日本人に多い病気で、子どもと大人に発症のピークがあり、子どもでは脳梗塞、大人では脳梗塞と脳出血をきたします。これまで原因不明とされてきましたが、最近では遺伝子異常との関連が報告されています。典型的な症状は、過呼吸時（泣いたとき、ハーモニカや笛などの吹奏楽の演奏時、熱いものを冷ますためフーフーと息を吹いたとき）などに生じる手足の脱力やしびれ、言語障害などです。こういった症状が一時的に出て、消失する場合には、もやもや病が強く疑われます。ただし、こういった前触れがなく、突然、脳出血や脳梗塞をきたしてしまう場合もあります。

ではどのような治療法があるのでしょうか？　前述のように脱力発作が繰り返されるような場合には血液をさらさらにする抗血小板薬が投与されます。しかし、大人の場合、抗血小板薬を使用することで出血したときにかえって状況が悪くなる可能性もあります。このため、もやもや病で発作を起こした場合には、脳血流を増やすためバイパス術を行っています。

もやもや病に対するバイパス術は、広い範囲をカバーする大きめの手術が行われます。これは、もやもや病は脳の血管が全体に細くなるので、脳の表面の１カ所だけにバイパスをしても十分に血流が増加せず、将来生じるおそれのある発作が抑制できない可能性があるからです。もやもや病の治療には皮膚の血管を直接、脳の表面の血管につなぐ「直接バイパス」と、血流が豊富な筋肉や周辺の膜を脳の表面に密着させて自然に血管のつながりが形成されるようにする「間接バイパス」の2通りがあります。最近ではこれら2つを組み合わせる「複合バイパス」を行うことが多くなっています。

詳しくは続くコラム⑩を、お読みください。

✦コラム⑩✦

もやもや病に対するバイパス術

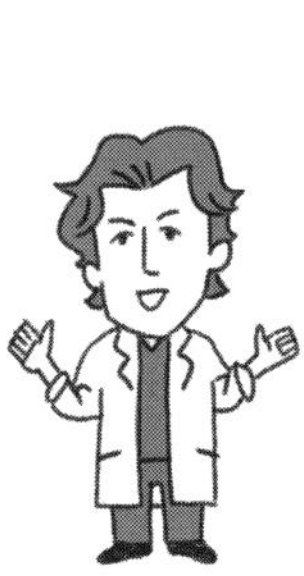

もやもや病のバイパス術には、直接バイパスと間接バイパス、そしてそれを組み合わせた複合バイパスがあります。従来、大人に間接バイパスをしても血管が形成されないことが多いとされてきましたが、ある患者さんに複合バイパスを行ったところ間接バイパスからも豊富な血流が確認されたので、私は大人にも複合バイパスを行います。

一方、小児は脳の血管が細いため直接バイパスは技術的に難しく、また間接バイパスだけでもうまくいく例が多いことが知られています。直接バイパスをする予定で開頭したものの、バイパスに適当な血管が見つからなかったために間接バイパスのみ行ったという患者さんを診察したこともあります。間接バイパスだけでうまくいけばいいのですが、バイパスがうまく形成されず、発作が消えない場合には、いったん手術した部分を再手術することになります。しかしそのような場合には、癒着《ゆちゃく》のために手術がとてもやりにくくなります。

ですから、私は小児にも複合バイパスを行います。複合バイパスを行えば、手術直後から直接バイパスによって発作が消失し、それでも血流が足りない部分は間接バイパスが補ってくれるので理想的なのです。これまで100名以上にバイパス術を行いましたが、複合バイパスができなかったことはまずありません。また、治療後の経過は良好で、発作の再発もほとんどありません。何事も最初が肝心です。ももや病の手術経験の多い施設で治療を受けていただきたいと思います。

この最終章では代表的な脳血管の病気に対する手術の最新情報を紹介しました。しかし、どの病気にも「経過観察」という選択肢が必ずあります。つまり手術を受けるかどうかについては、様子を見る場合のリスクと治療をする場合のリスクを天秤にかけて、患者さんにとって有利なほうを選ぶべきなのです。また外科手術と血管内治療、そして放射線治療など、最近では一つの病気に対する治療として複数の選択肢がありますし、手術法にもいろいろありますので迷うことが多くなってきたと思います。そんなときには、ぜひ経験の多い医師のセカンドオピニオンを受けてください。

え？　担当の先生にそれを言うのは気がひける？

確かにそういう気持ちもあると思います。でも脳の病気の手術のチャンスはまず一度きり。しかも人生に関わることですから、自分が納得いくまで情報を集めて、悔いのない選択をしてくださいね。

（1）UCAS Japan 日本未破裂脳動脈瘤悉皆調査（http://ucas-j.umin.ac.jp）

（2）蛍光発色する薬を血管に注射し，特殊なフィルターを用いて観察すると，血液の流れている部分がわかる．この検査により，クリッピング後に動脈瘤への血流が遮断されたかどうか，さらには周囲の血管が温存されているかどうかが確認できる．

（3）具体的には，網状のフィルターを使って，治療中に流れていく血栓などの破片をキャッチする方法などがある．

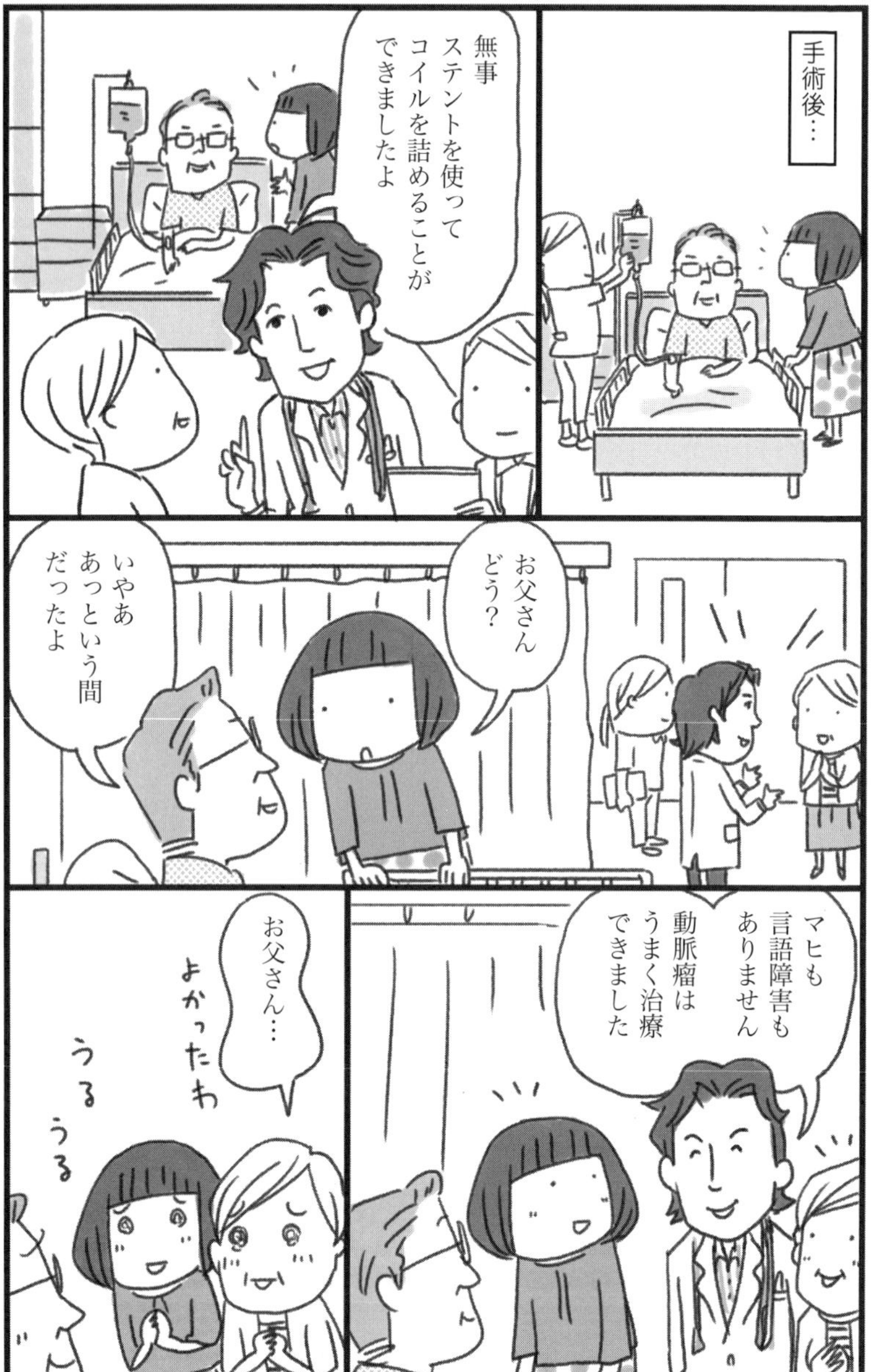
手術後…
無事
ステントを使って
コイルを詰めることが
できましたよ
お父さん
どう？
いやあ
あっという間
だったよ
マヒも
言語障害も
ありません
動脈瘤は
うまく治療
できました
お父さん…
よかったわ
うるうる

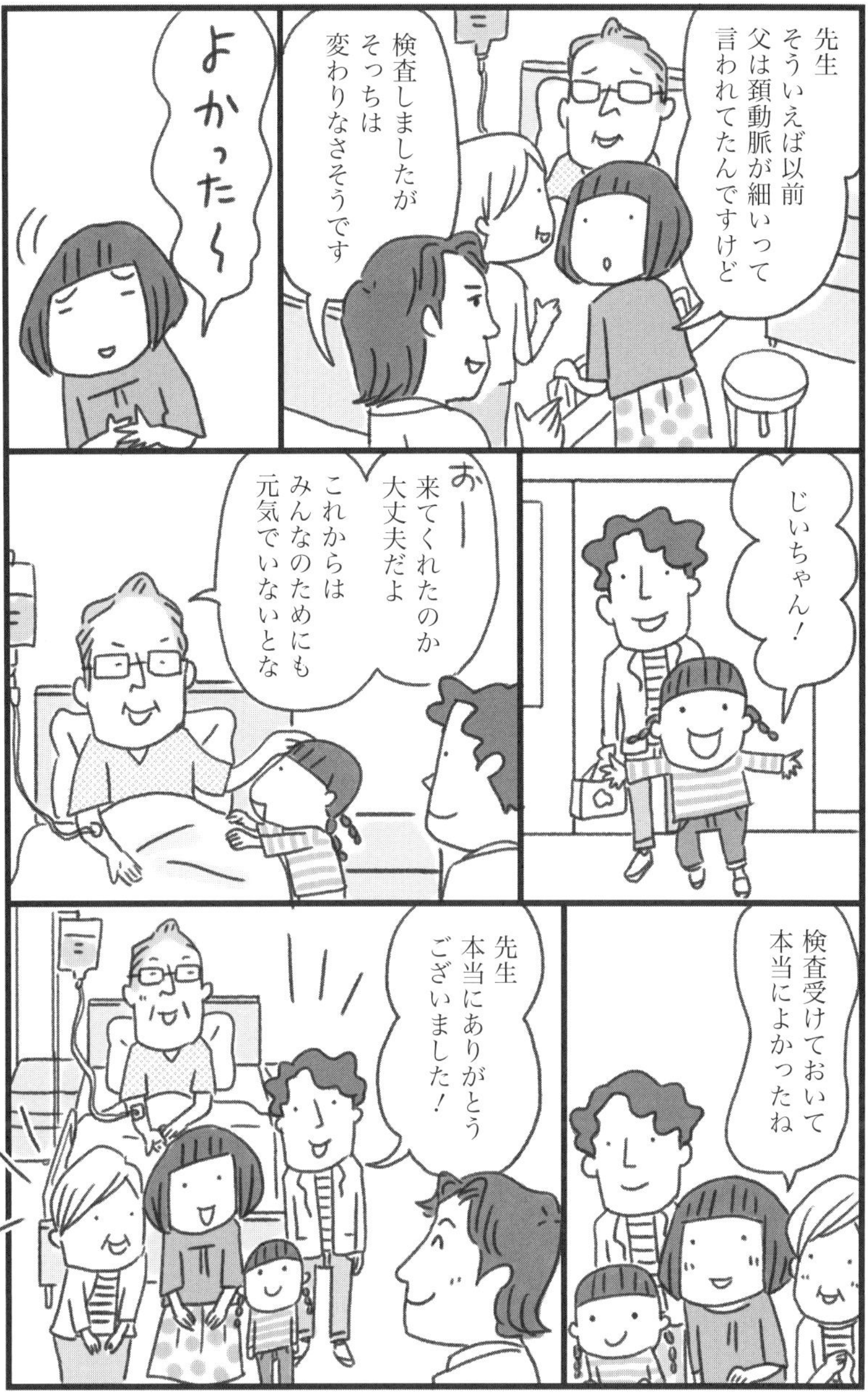
先生 そういえば以前 父は頚動脈が細いって 言われてたんですけど
検査しましたが そっちは 変わりなさそうです
よかった〜
じいちゃん！
おー 来てくれたのか 大丈夫だよ これからは みんなのためにも 元気でいないとな
検査受けておいて 本当によかったね
先生 本当にありがとう ございました！

おわりに

『脳卒中をやっつけろ！』いかがでしたでしょうか？　本書のもとになった同名の私のブログも、書き始めてはや10年以上経ちました。最近では近況報告が増えてしまっていますけど、もしよかったらご覧くださいね（笑）。

・脳卒中をやっつけろ！（http://blog.goo.ne.jp/stroke_buster/）

本文でも紹介しましたが、私のホームページでも脳血管の病気について説明していますのでぜひご覧ください。私のブログの左側の「Dr. Yoshimura's Website」をクリックするか、Googleなどで「吉村紳一」と入力し、検索していただくと「吉村紳一先生のウェブサイト―いいお医者さんネット」というサイトがありますのでアクセスしてみてください。

・DR. YOSHIMURA'S WEBSITE（http://www.e-oishasan.net/site/yoshimura/）

ここは脳卒中に関する情報サイトになっています。動画で私自身が説明しているところもあります。この本で疑問に感じたことを調べてみてください。またあなた自身、あるいは身内の方のご病状についてお聞きになりたいことがある場合には、このページの左側と下のほうにある「相談メール」のボタンをクリックして、必要な情報を入力して送ってください。できる範囲でお答えいたします。

本書の出版は「ブログを本にしませんか？」と三輪書店の森山 亮さん、野沢 聡さんにお声がけいただいたことがきっかけで実現しました。もともと一般の方向けに書き始めたブログでしたし、ひょっとしたら将来出版できるかもしれないと思っていましたので、自分なりに項目立てをして進めていました。しかし、ついつい脱線して日々の気になる話題を紹介してしまっていましたので、出版にあたっては森山さんと野沢さんに大変なご苦労をおかけいたしました。お二人の大きなご協力がなければ出版が実現することはなかったと思います。この場をお借りして心から御礼申し上げます。

さて、本書をある程度書き上げた段階で、お二人から「内容が難しい」という感想をいただきました。読み返してみると確かにその通りで、薬や手術法について、詳しく書き込んでしまったことが原因でした。ただし情報を削りすぎるとわかりにくくなってしまいます。どうしたらよいものかと悩んでおりましたが、ふと「マンガで一つのストーリーを紹介して、それぞれのパートを解説すれば、興味をもって読み進めていただくことができるのではないか」と思ったのです。三輪書店さんもこの意見に賛成してくださり、すぎやままえみこ先生を紹介してくださいました。医療の情報は暗くなりがちなのですが、先生の漫画や挿絵のおかげでずいぶん明るい感じになったと思います。本当にありがとうございました。奇遇にもすぎやま先生は私と同じ岐阜のご出身で、現在も岐阜市にご在住とのことです。感謝の意を込めて、先生のホームページを紹介しておきます。

・すぎやまえみこのホームページ（http://www.penguin-boots.com/illustration/）

それでは最後までお読みいただきありがとうございました。本書が皆さんとご家族の脳卒中予防に役立つことを心から願っております。

二〇一八年一月　ロサンゼルスからの機中にて

吉村紳一

脳卒中《のうそっちゅう》をやっつけろ！

発　行　2018年3月20日　第1版第1刷©

著　者　吉村紳一《よしむらしんいち》

発行者　青山　智

発行所　株式会社　三輪書店

〒113-0033　東京都文京区本郷6-17-9　本郷綱ビル

☎ 03-3816-7796　FAX 03-3816-7756

http://www.miwapubl.com/

印刷所　株式会社 新協

本書の内容の無断複写・複製・転載は，著作権・出版権の侵害となることがありますので，ご注意ください．

ISBN978-4-89590-624-1 C0047

JCOPY 〈(社)出版者著作権管理機構 委託出版物〉

本書の無断複製は著作権法上での例外を除き禁じられています．複製される場合は，そのつど事前に，(社)出版者著作権管理機構（電話 03-3513-6969，FAX 03-3513-6979，e-mail：info@jcopy.or.jp）の許諾を得てください．